Kitzinger

Akupunktur
in der Orthopädie

Akupunktur in der Orthopädie

Von Dr. med. Erich Kitzinger

(Mitglied des Ludwig-Boltzmann-Instituts
für Akupunktur, Wien)

Mit 49 Abbildungen und 2 Tabellen

3., erweiterte Auflage

HAUG

Karl F. Haug Verlag · Heidelberg

Die Deutsche Bibliothek – CIP-Einheitsaufnahme

Kitzinger, Erich:

Akupunktur in der Orthopädie / von Erich Kitzinger. – 3., erw. Aufl. – Heidelberg : Haug, 1994
(Erfahrungsheilkunde, Naturheilverfahren)
ISBN 3-7760-1419-9

2. Auflage 1987
3. Auflage 1994

Titel-Nr. 2419 · ISBN 3-7760-1419-9

Gesamtherstellung: Progressdruck GmbH, 67346 Speyer

Ich möchte allen danken, die mir bei der Abfassung dieses Buches behilflich waren, vor allem dem Leiter unseres Institutes, Herrn Prof. Dr. *Bischko*, und meiner Gattin, die entscheidenden Anteil an meiner Arbeit hatte.

Inhalt

Einleitung

Schmerzen und Funktionsstörungen des Bewegungsapparates, früher global als „rheumatisch" bezeichnet, fallen zunehmend in das Arbeitsgebiet des Orthopäden.

Nur ein Teil dieser Störungen kann mit spezifisch orthopädischen Maßnahmen behoben werden. Die Unterdrückung eines akuten Schmerzsyndroms durch eine massive, aber *kurzfristige* medikamentöse Behandlung mit einem Antirheumatikum oder Analgetikum ist durchaus berechtigt und nur in Ausnahmefällen mit Nebenwirkungen belastet.

Problematisch wird erst die medikamentöse Behandlung chronischer Erkrankungen. Jedes Medikament verliert mit der Zeit an Wirksamkeit, Nebenwirkungen werden immer häufiger und erzwingen oft den Abbruch der Behandlung.

Die Physikalische Therapie ist dort erfolgreich, wo sie überlegt und gezielt eingesetzt wird.

Trotzdem bleibt ein großer Teil, vor allem der vertebragenen Schmerzsyndrome von ihr unbeeinflußt. Hier hat die Manuelle Therapie sowohl in theoretischer wie in praktischer Hinsicht einen großen Schritt weitergeführt.

Die Erkenntnis, daß vertebragene Syndrome in den allermeisten Fällen auf eine Bewegungsstörung im Segment zurückzuführen sind (Blockierung einerseits, Hypermobilität andererseits) oder zumindest einen wesentlichen pathogenen Faktor darstellen, ermöglicht den therapeutischen Eingriff an einer zentralen Stelle. Dieser besteht in der Mobilisierung einer Blockierung (Mobilisation, Manipulation, postisometrische Relaxation).

Dabei handelt es sich im Wesentlichen um die Beseitigung eines reflektorisch ausgelösten, einseitigen Muskelspasmus der tiefen, intersegmentalen Muskulatur. Inwieweit dabei auch die Lösung einer anatomisch bedingten Verklemmung (Bild der verklemmten Schublade) sowie bei längerem Bestehen die Dehnung verkürzter Ligamente und Kapselanteile eine Rolle spielt, ist von Fall zu Fall verschieden.

Einen ähnlichen Effekt erreicht man durch eine gezielte Infiltration der betroffenen Strukturen mit einem Lokalanästhetikum, z. B. einer 1%igen Xyloneurallösung.

Diese sehr erfolgreiche Methode hat als „Neuraltherapie", „Therapeutische Lokalanästhesie" und „Heilanästhesie" bereits ihren festen Platz in der westlichen Medizin.

Die Einspritzung von Procain erfolgt nicht nur in der Schmerzzone selbst, sondern auch im zugehörigen Segment, im Verlauf von Nervensträngen sowie an Ganglien *und* an oft weit entfernten Punkten, entsprechend dem „Störfeld" nach *Huneke*.

Die unzweifelhaften Erfolge mit dieser „Reflextherapie" müssen zwangsläufig auch das Interesse für die Akupunktur wecken, da hier offensichtlich ähnliche Wirkungsmechanismen vorliegen. Der Umstand, daß etwa ein Drittel aller Patienten in Akupunkturambulanzen an Schmerzsyndromen der Bewegungsorgane leiden und erfolgreich behandelt werden, läßt auch für die Orthopädie interessante zusätzliche therapeutische Möglichkeiten erwarten.

Allerdings ist der „Einstieg" in die Akupunktur für den westlich ausgebildeten Arzt nicht ganz einfach.

Die französische Schule hält noch heute an den alten chinesischen Medizintheorien fest, wie sie erstmals im 17. Jahrhundert nach Europa kamen. Diese ersten Berichte beruhten nicht immer auf authentischen Quellen und wurden auch oft mißverstanden. Erst die vor allem nach dem letzten Weltkrieg erschienenen Arbeiten von *Soulié de Morant, de La Fuye, Ferreyrolles, Niboyet* und *Chamfrault* boten authentische Informationen und legten den Grundstein für die, auch als „Europäische Akupunktur" bezeichnete, französische Schule. Sie hat das Verdienst, die Tradition einer Lehre zu bewahren, aber den Nachteil, gegenüber westlicher Medizin exklusiv zu bleiben.

Die Entwicklung in China hat dagegen einen anderen Verlauf genommen. Nachdem die Akupunktur in der Zeit der letzten Kaiser stark in den Hintergrund gedrängt und sogar mit einem Verbot belegt worden war, erlebt sie seit der Gründung der Volksrepublik eine Renaissance. An den chinesischen Universitäten bestehen heute nebeneinander Abteilungen für moderne und für traditionelle Medizin; der Student hat Gelegenheit, beide Systeme gleichzeitig kennenzulernen. Den Vorrang in der Diagnostik haben allerdings die westlichen Methoden. Nach diesen wird jeder Patient zunächst untersucht und erst dann bei gegebener Indikation zur Akupunkturbehandlung an die Abteilung für traditionelle Medizin überwiesen.

Bei voller Beibehaltung der therapeutischen Regeln der traditionellen Medizin, die nun systematisch überprüft werden, spielt der theoretische Überbau und die alte Medizinphilosophie keine entscheidende Rolle mehr. Sie wird nicht als Dogma, sondern als Denkmodell betrachtet, das aus seiner Zeit entstanden ist und solange beibehalten wird, bis es durch ein dem Wissen unserer Zeit entsprechendes Modell ersetzt werden kann.

Diese „Neue chinesische Akupunktur“ sucht und findet den Dialog mit der wissenschaftlichen Medizin, ist absolut pragmatisch und zwingt den Arzt nicht mehr in Kategorien zu denken, die ihm völlig fremd sind.

Diese Öffnung zur westlichen Medizin hat zusammen mit der Entdeckung der Akupunkturanalgesie eine gewaltige Welle des öffentlichen Interesses ausgelöst. Die Chancen, daß es diesmal zu einer echten Integration dieser fernöstlichen Heilmethode in unsere Medizin kommt, waren noch niemals so groß wie jetzt. Einem Medikamentenabusus ist eine Tablettenscheu des breiten Publikums gefolgt. Die Angst vor den Nebenwirkungen an sich hochwirksamer Pharmaka ist oft größer, als das Vertrauen in ihre Heilwirkung. Die Technik hat sich zwischen Arzt und Patienten eingedrängt und diese einander entfremdet. Das archaische Bedürfnis nach persönlichem Kontakt und der „heilenden Hand“ des Arztes sowie die hier gefundene Beachtung der Gesamtpersönlichkeit des Kranken sind wesentliche Gründe für das Vertrauen, das man der Akupunktur entgegenbringt.

I. Allgemeiner Teil

1. Grundlagen

Eine systematische Darstellung ist Sache der Lehrbücher für Akupunktur, hier sollen nur einige für die Praxis wichtige Begriffe in Erinnerung gebracht und kommentiert werden.

1.1 Der Punkt

1.1.1 Lokalisation

Die Lage der Punkte auf der Hautoberfläche ist aufgrund ihres gesetzmäßigen Auftretens kartographisch festgelegt. Sie sind als bevorzugte Reaktionspunkte zu betrachten, die einerseits durch verändertes biologisches Verhalten (vermehrte Druckempfindlichkeit, veränderte Gewebsspannung usw.) eine Störung anzeigen können, andererseits Punkte darstellen, von denen aus ein therapeutischer Eingriff (Nadelung, Massage, Moxa usw.) besonders wirkungsvoll ist. Das möglichst genaue Treffen dieser Punkte ist eine wichtige Voraussetzung für den Behandlungserfolg.

Wenn man nun bedenkt, daß die heute benutzten Punktekarten das Ergebnis eines Kompromisses zwischen oft weit divergierenden Angaben sind, daß es im Körperbau verschiedener Rassen Unterschiede und auch innerhalb einer Rasse einen Spielraum von anatomischen Varianten gibt, hat man das Bedürfnis, nach Merkmalen zu suchen, die eine individuelle Lokalisierung des Punktes gestatten.

Das wichtigste, bereits erwähnte Merkmal ist die erhöhte Sensibilität des Punktes im Vergleich zu seiner Umgebung und im Vergleich mit seinem korrespondierenden Punkt auf der Gegenseite. Eine solche *erhöhte Druckempfindlichkeit* wird besonders dann manifest, wenn der Punkt in das aktuelle pathologische Geschehen mit einbezogen ist. Von hier aus ist dann auch eine besonders gute therapeutische Wirkung zu erwarten. Das gilt nicht nur für die Regelpunkte der Akupunktur, sondern auch für die Ah-Shi-Punkte, die den „Schmerzpunkten" oder „Trigger-Punkten" der westlichen Medizin entsprechen.

Ein weiteres Merkmal des Punktes ist die mit gutem Fingerspitzengefühl tastbare Spannungsänderung des Gewebes. Der von der chinesischen Medizin gegebene Hinweis, daß Akupunkturpunkte oft als Knoten, Delle oder Grübchen zu tasten sind, dürfte zum Teil auf diesem Phänomen beruhen. Solche Spannungsänderungen der Haut und der Muskulatur sind als reflektorische Zeichen bei inneren Erkrankungen auch in der westlichen Medizin wohlbekannt als *Head*sche Zonen und als Verspannungszonen in der Bindegewebsmassage, im Bereich der Muskulatur als *Mackenzie*sche Zonen. *Maigne,* einer der maßgebendsten Vertreter der Manuellen Medizin, stützt sich bei der Lokalisierung von segmentalen Wirbelblockierungen in erster Linie auf die erhöhte Druckempfindlichkeit und vermehrte Gewebespannung an Punkten beiderseits der Wirbelsäule, die den paravertebralen Punkten nach Hua-Tuo („Extra 21") entsprechen (neben den Dornfortsätzen, 0,5 Cun beiderseits der Mittellinie).

Die Schmerzpunktpalpation ermöglicht die Abgrenzung des vom Patienten angegebenen Schmerzareals und die Auffindung eines *Schmerzzentrums.*

Bei Schmerzen im Extremitätenbereich ist stets zu bedenken, daß sie Ausdruck einer gesamtsegmentalen Irritation sein können. Daher soll auch der weitere Meridianverlauf und das zugehörige Bewegungssegment der Wirbelsäule in die Untersuchung einbezogen werden. (Schlüsselstellung der Blockierung beim vertebragenen Schmerzsyndrom!)

Die Punktsuche mit Hilfe elektrischer Geräte basiert auf der Beobachtung, daß sich im Zentrum von „Akupunkturpunkten" sehr kleine, wirklich punktförmige Areale finden, die gegenüber einem schwachen galvanischen Teststrom einen um eine Zehnerpotenz verminderten Widerstand aufweisen. Die von der chinesischen Medizin getroffene Definition der Akupunkturpunkte als „Öffnungen der Körperoberfläche" hat hier ihre physikalische Bestätigung gefunden. Für die Lokalisierung der Punkte ist die Methode allerdings in der Praxis weniger gut brauchbar als erwartet, zumindest was die Körperakupunktur betrifft. Hier sind nämlich die elektrisch „durchlässigen" Punkte im Vergleich zum reaktionsfähigen Punkt-Areal sehr klein, ihre Auffindung daher zeitraubend. Auch gibt es auf der Haut viel mehr „elektrisch vorzügliche" Punkte als Akupunkturpunkte. Das Aufleuchten des Testlämpchens zeigt also nicht immer einen gefundenen Punkt an.

Auch unterliegt man leicht einer Selbsttäuschung: die wiederholte Testung auch eines sonst neutralen Punktes „baut“ diesen „auf“, d.h. der wiederholte Durchtritt eines Teststroms vermindert allmählich den Hautwiderstand und auch der sonst stumme Punkt spricht plötzlich an.

Mit der Lokalisierung des Punktes auf der Hautoberfläche ist indes noch nicht alles getan. Der eigentliche „Punkt“ befindet sich nämlich nicht immer im Bereich der Haut, sondern oft in tieferen Schichten wie Faszie, Muskulatur, Kapseln, Bändern und Sehnen, am Periost oder an Gefäßen und Nervenstämmen. Aus der Neuraltherapie ist bekannt, daß der Patient oft erst in einer ganz bestimmten Tiefe beim Einstich der Nadel „seinen Schmerz“ erkennt und damit einen entscheidenden Hinweis auf die nötige Infiltrationstiefe gibt. Nach chinesischer Ansicht verlaufen die Hauptmeridiane auch nicht an der Körperoberfläche, sondern in tieferen Schichten. Der „sichtbare“ Meridian ist dann die Projektion auf der Haut.

Zur Auffindung der Punkte sei kurz in Erinnerung gebracht, daß sich diese an bestimmten tastbaren Festpunkten orientiert:

Der 7. Halswirbeldorn (HWD), die Vertebra prominens (LG 13!) ist bei kräftiger Ausbildung leicht zu finden. Andernfalls können Zweifel entstehen, ob es sich um den 6. oder 7. HWD handelt. Meist hilft ein einfacher Kunstgriff: man legt die Fingerkuppe auf den fraglichen Dornfortsatz und läßt den Patienten seinen Kopf zurückbeugen. Verschwindet dabei der getastete Dornfortsatz in der Tiefe, dann hat es sich um den 6. HWD gehandelt, bleibt er gut tastbar, um den 7. HWD. Das untere Ende der Scapula liegt bei entspannter Sitzhaltung unterhalb des Dornfortsatzes Th 7, der unterste Rand des Rippenbogens annähernd in Höhe von L 2. Verbindet man die höchsten Punkte der Darmbeinkämme, liegt diese Linie etwa in der Mitte des 4. Lendenwirbels.

Die bei der Palpation von unten her meist gut tastbare Spina iliaca posterior superior liegt knapp unterhalb vom 1. Foramen sacrale (Punkt B 31).

An den Extremitäten dienen meist Gelenksspalten oder Gelenksfalten zur Orientierung.

Die Entfernungsangabe in Cun, bzw. die Ausmessung nach Cun müßte eigentlich entsprechend den topographischen Karten vorgenommen werden, wo für jeden Körperabschnitt eine bestimmte Anzahl Cun festgelegt ist. Für den täglichen Gebrauch genügt (vorausgesetzt die Proportionen von Arzt und Patient stimmen einigermaßen überein) das Maßnehmen durch „Querfingerbreiten“, wie in der Abb. 1 angegeben.

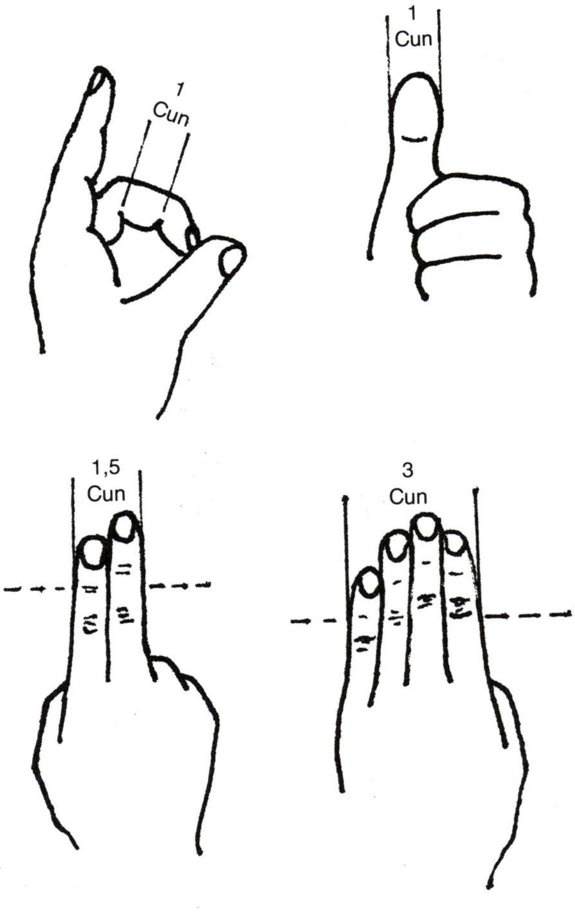

Abb. 1: Approximative Beziehung zwischen „CUN“ und „Querfingerbreite“

1.1.2 Funktion

Die Wirkungsbreite der einzelnen Punkte ist sehr unterschiedlich. Neben rein lokal wirksamen Punkten hat jeder Meridian seine „spezifischen Punkte".

a) Tonisierungspunkt. Nach der traditionellen Lehre kann durch Stich mit einer Goldnadel in Richtung des Energieflusses eine bestehende „Leere" aufgefüllt, also Energie aus anderen Teilen des Körpers zugeleitet werden. (Auch das Stechen mit einer Stahlnadel hat noch immer eine tonisierende Wirkung.)

b) Sedierungspunkt. Er hat eine gegenteilige Wirkung, er dient der Ableitung überschüssiger Energie bei Zuständen der „Fülle", also Hypertonus, Erregung, Fieber. Nach der Überlieferung soll dieser Punkt mit einer Silbernadel entgegen der Richtung des Energieflusses im Meridian gestochen werden.

c) Durchgangs-, Passage- oder Lo-Punkt. Der Lo-Punkt dient dem Energieausgleich zwischen 2 gekoppelten Meridianen, falls zwischen den beiden eine starke Energiedifferenz besteht.

Der Ausgleich findet vom Lo-Punkt des in „Fülle" befindlichen Organs (bzw. Meridians) zum Quellpunkt des schwächeren Partners statt. Der Vorgang erinnert etwas an unsere arteriovenösen Anastomosen.

d) Quellpunkt. Er hat eine ambivalente Wirkung, indem er sowohl die Wirkung des Tonisierungspunktes wie des Sedierungspunktes verstärkt. Die Wirkung ist offenbar vom jeweils herrschenden Zustand abhängig, d.h. bei einem Füllezustand wird er eher ableitend, im Falle der Leere aber tonisierend wirken und (über den Lo-Punkt des Partners) Energie heranführen. Daher wird der Punkt auch ohne Pulsdiagnose oder bei fraglichem Befund gegeben in der Erwartung, daß über ihn auf jeden Fall eine Fehlregulation ausgeglichen wird.

e) Zustimmungspunkt. Streng segmental angeordnet entsprechen diese Punkte am inneren Ast des Blasen-Meridians jeweils einem inneren Organ, bei dessen Störung eine Resonanz an der Körperoberfläche erfolgt, die sich in Schmerz und Änderung der Gewebsspannung manifestiert. Über diese Punkte werden die zugehörigen Organe und Funktionskreise behandelt, sehr oft in Gemeinschaft mit dem entsprechenden Alarmpunkt des Organs. Die

Punkte waren ursprünglich zwischen je 2 Querfortsätzen lokalisiert, heute orientiert man sich nach den Dornfortsätzen.

Das ergibt wohl im mittleren Thorakalbereich eine Verschiebung bis zu eineinhalb Segmenten, was aber durchaus vertretbar ist, weil sich die inneren Organe nicht genau punktförmig, sondern in ganzen Zonen projizieren. Dies entspricht ja auch unseren westlichen Erfahrungen mit den Projektionsfeldern innerer Organe.

f) Alarmpunkt. Der Alarmpunkt liegt immer, unabhängig von dem für das Organ zuständigen Meridian, an der Vorderseite des Rumpfes in anatomischer Nähe des betroffenen Organs. Die Druckempfindlichkeit eines Alarmpunktes hat größte diagnostische Bedeutung. Wie bereits erwähnt, wird der Alarmpunkt gewöhnlich gemeinsam mit dem organzugehörigen IU-Punkt (= Zustimmungspunkt) gestochen.

Die bisher beschriebenen wichtigen Meridianpunkte sind in der Tab. 1 sowie Abb. 2—2a zusammengefaßt.

Tab. 1: Spezifische Punkte

	Lu	Di	M	MP	H	Dü	B	N	KS	3E	G	Le
Zustimmungspunkt	B 13	B 25	B 21	B 20	B 15	B 27	B 28	B 23	B 14	B 22	B 19	B 18
Alarmpunkt	Lu 1	M 25	KG 12	Le 13	KG 14	KG 4	KG 3	G 25	KG 17	KG 5	G 24	Le 14
Quellpunkt	Lu 9	Di 4	M 42	MP 3	H 7	Dü 4	B 64	N 3	KS 7	3E 4	G 40	Le 3
Durchgangspunkt	Lu 7	Di 6	M 40	MP 4	H 5	Dü 7	B 58	N 4	KS 6	3E 5	G 37	Le 5
Grenzpunkt	Lu 6	Di 7	M 34	MP 8	H 6	Dü 6	B 63	N 5	KS 4	3E 7	G 36	Le 6
Kardinalpunkt	Lu 7			MP 4		Dü 3	B 62	N 6	KS 6	3E 5	G 41	

Weitere „Spezialpunkte“:

Transportpunkte (= antike „Shu-Punkte“),
Grenzpunkte (= „Tsri-Punkte“),
Kardinalpunkte (= Einschaltpunkte),
die „8 einflußreichen Punkte“ und
die 4 „Gruppen-Lo-Punkte“.

Die *Transportpunkte* oder „antiken Shu-Punkte“ werden hier nur erwähnt, weil sie, besonders in der französischen Akupunktur, häufig in Punktprogrammen aufscheinen. Sie symbolisieren Stationen eines von distal (Akren) nach proximal fließenden Energiestroms, der von Punkt zu Punkt stärker anwächst und in der Region der Ho-Punkte (Ellbogen und Kniegelenk) sich in die Tiefe („ins Meer") ergießt.

Diese Ho-Punkte gelten als jene Meridianpunkte, von denen aus man das zugehörige Organ selbst beeinflussen kann:

Obere Extremität:

Lu 5, Dü 8, KS 3, 3E 10, H 3, Di 11.

Untere Extremität:

MP 9, B 54, Le 8, G 34, N 10, M 36.

Die Franzosen verwenden von diesen antiken Punkten gerne die *points chauds:* N 2 — Le 2 — MP 2, G 38 — B 60 — M 41 bei Erkrankungen, bei denen der Klimafaktor „Kälte" eine auslösende Rolle spielt oder das Krankheitsbild an „Kälte" erinnert. Umgekehrt werden die *points froids:* N 10 — Le 8 — MP 9, G 43 — M 44 — B 66 bei Hitzeschäden, Entzündungen und Fieber verwendet.

Die *Grenzpunkte* werden in der traditionellen Medizin Chinas zur Behandlung von akuten Fällen empfohlen (Lu 6, MP 8, Di 7, M 34, KS 4, Le 6, 3E 7, G 36, H 6, N 5, Dü 6, B 63).

Die *Kardinalpunkte* sind die Einschaltpunkte für die „außergewöhnlichen Gefäße" (oder Sondermeridiane), die man in der chinesischen Medizin als Energiereservoire betrachtet hat, die im Notfall angezapft wurden. Die Kardinalpunkte werden einzeln oder paarweise am Anfang und am Ende eines Programmes verwendet. Besonders wirksam bei Erkrankungen der Bewegungsorgane sind die außergewöhnlichen Gefäße:

Tae-Mo (Gürtelgefäß)	mit dem Einschaltpunkt	*G 41*
Yang-Oe	mit dem Einschaltpunkt	*3E 5*
Tou-Mo (= Lenkergefäß)	mit dem Einschaltpunkt	*Dü 3*
Yang-Tsiao-Mo	mit dem Einschaltpunkt	*B 62*

Die *„8 einflußreichen Punkte"* gehören zu den „Reunionspunkten" und wirken auf ganze Organgruppen oder Organsysteme:

Wirkung auf alle ZANG-Organe (Vollorgane) YIN: Le 13
Wirkung auf alle FU-Organe (Hohlorgane) YANG: KG 12
Wirkung auf das respiratorische System: KG 17

Wirkung auf das Blut: B 17
Wirkung auf Sehnen und Muskulatur: G 34
Wirkung auf das Knochensystem: B 11
Wirkung auf das Knochen-/Rückenmark: G 39
Wirkung auf die Gefäße (besonders der oberen Körperhälfte): Lu 9.

Sinngemäß müßte man noch hinzufügen:
MP 5: Bindegewebe, Varizenschmerz
M 32: Durchblutung U.E. Krampi
G 20: Kopfschmerz, Sympathikus
B 10: Kopfschmerz, Parasympathikus
B 38: Allgemeine Schwäche, Hämatopoese
B 60: Schmerzen allgemein
B 54: Haut (Ekzem), Stoffwechsel
Dü 3: Spasmolyse, Schleimhäute, Nachtschweiß
Di 4: allgemeine Tonisierung, Tonsillitis, Konjunktivitis, Verdauungstrakt
M 36: Psychisch und physisch tonisierend
Le 3: Spasmen
KS 9: Kollaps
LG 19: wirkt auf die 6 Yang-Meridiane, vorwiegend psychische Wirkung

Die 4 *„Gruppen-Lo-Punkte"*

Im Bereich von Unterarm und Unterschenkel gibt es Punkte, die gleichzeitig auf 3 Yang- bzw. Yin-Meridiane Einfluß haben.

Die Gruppen-Lo-Punkte für den Arm sind:
3E 8 für die 3 Yang-Meridiane: Di/3E/Dü
KS 5 für die 3 Yin-Meridiane: H/KS/Lu

Für das Bein:
G 39 für die 3 Yang-Meridiane: B/G/M
MP 6 für die 3 Yin-Meridiane: N/Le/MP

Man sticht diese Punkte, wenn man ganz allgemein eine Umstimmung des Organismus in Richtung zu mehr Yang oder mehr Yin erreichen will. So nimmt man z. B. bei einem allgemeinen Yin-Zustand die Punkte 3E 8 und G 39 beiderseitig, bei einem allgemeinen Yang-Zustand (hyperergisch) die Punkte KS 5 und MP 6 beiderseitig.

Analog versucht man einen Energieausgleich bei einer starken Differenz zwischen links und rechts, bzw. oberer und unterer Körperhälfte.

Man kann sich z. B. bei einer Yang-Überfülle der oberen Körperhälfte vorstellen, daß man durch das Stechen des Punktes G 39 eine Ableitung der überschüssigen Energie nach unten erreicht. Eine ähnlich ableitende Wirkung hat in unserer Volksmedizin die Anwendung kalter Fußwickel bei Kongestionen im Kopfbereich (Fieber).

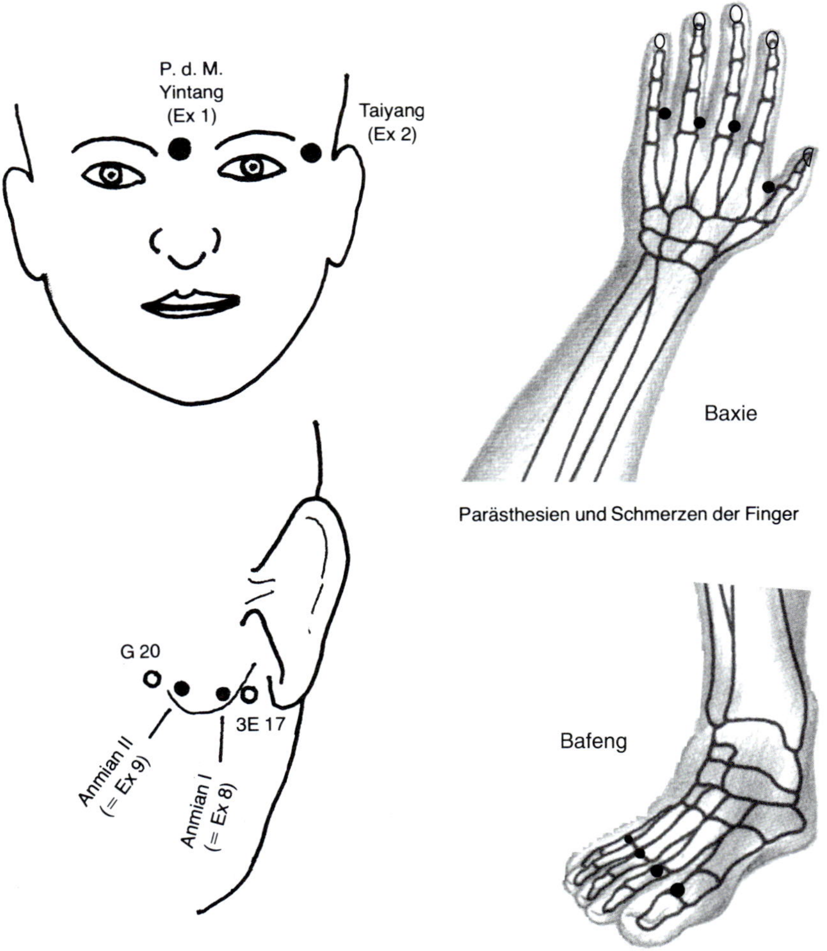

Abb. 2: Wichtige Extra-Punkte

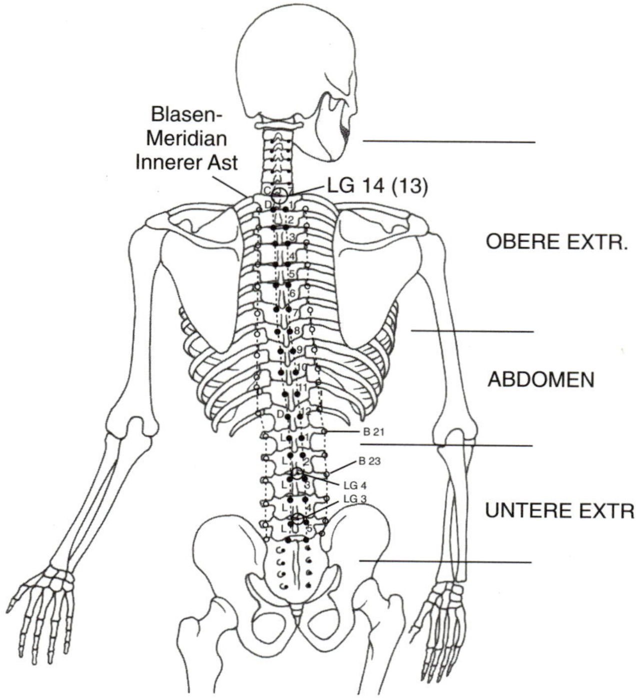

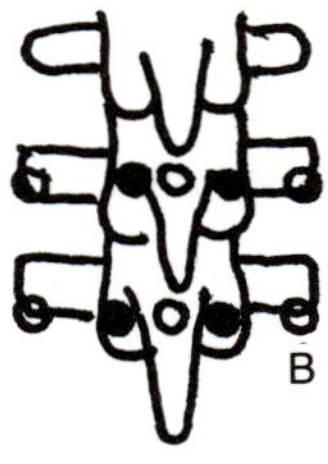

Punkte
Huatuojiaji
= Extra 21

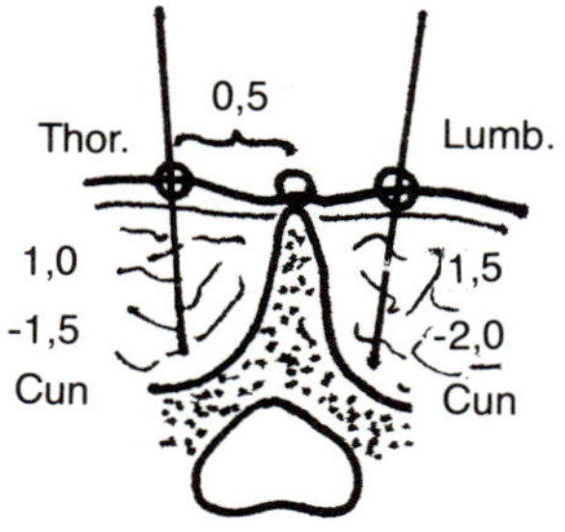

Abb. 2a: Die Paravertebralen Punkte (Huatuojiaji = Extra 21) liegen 0,5 Cun seitlich von den Unterrändern der Dornfortsätze, also in gleicher Höhe wie die Punkte des Lenkergefäßes sowie die Punkte des B-Meridians.
Sie werden druckempfindlich bei Erkrankungen von segmental zugeordneten inneren Organen, ebenso wie bei örtlichen Störungen (z. B. Blockierungen). Die Punkte reichen von C 1 bis S 4.
Die Stichrichtung ist leicht medianwärts, die Stichtiefe thorakal 1,0–1,5, lumbal 1,5–2,0 Cun.

Neben diesen in der Tradition verankerten Punkten wurden und werden laufend neue Reaktionspunkte beschrieben, die zum größten Teil als „Punkte außerhalb der Meridiane“, als „Neupunkte“ oder als „Extrapunkte“ in die Karten aufgenommen werden. Nur ein Teil von ihnen hat neue therapeutische Möglichkeiten eröffnet, die meisten sind als Satellitenpunkte zu betrachten mit ähnlicher Wirkung wie benachbarte Akupunkturpunkte. In einer neuen Klassifizierung *(Meng, Petricek, Zeitler)* wurde dies berücksichtigt.

1.2 Der Meridian

Es mag den Medizinhistorikern überlassen bleiben herauszufinden, was man sich im alten China unter den Meridianen wirklich vorgestellt hat. Jedenfalls war den Chinesen der Blutkreislauf früher bekannt als uns, und wenn sie die Meridiane ausdrücklich als Transportkanäle für das Blut und die Lebensenergie bezeichnen, darf man annehmen, daß damit die Gefäßnervenstränge gemeint waren. Es wird auch immer wieder betont, daß die Meridiane nicht in der Haut selbst, sondern in verschieden tiefen Schichten der Körperoberfläche verlaufen. Die auf der Hautoberfläche eingezeichneten Linien wären demnach als Projektion der Meridiane aufzufassen und als virtuelle Verbindungslinie zwischen funktionell zusammengehörigen Punkten. Das schließt auch nicht aus, daß diese Punkte direkte Beziehungen zueinander erst auf dem höheren Niveau des Zentralnervensystems besitzen.

Die Zusammenfassung zu je zwei gekoppelten Meridianen mit entgegengesetzten Stromrichtungen der Energie enthält vielleicht in verschlüsselter Form die Vorstellung von zuführenden Arterien und wegführenden Venen- bzw. Lymphgefäßen, von nervösen Afferenzen und Efferenzen. Auch wenn das Meridiansystem noch nicht vollständig wissenschaftlich geklärt ist, so ist es doch ein Denkmodell, mit dem auch wir arbeiten können.

1.2.1 Meridianpaare

Nach altchinesischer Auffassung gab es 3 Yang- und 3 Yin-Meridiane. Wenn man sich den Menschen stehend mit erhobenen Armen vorstellt, verliefen diese Meridiane in senkrechter Richtung von den Fingerspitzen zu den Zehenspitzen und umgekehrt.

Dabei bildeten die späteren Meridiane Di und M das Meridianpaar Yang-Ming, das Paar 3E und G den Shao-Yang, und Dü und B den Tai-Yang. Ihre Kontaktstellen liegen im Kopfbereich.

Von den Yin-Meridianen bildeten Lu und MP zusammen den Tai-Yin, KS und Le den Jue-Yin, und H und N den Shao-Yin. Die Kontaktstellen befinden sich hier im Thoraxbereich.

Die praktische Bedeutung dieser alten Einteilung liegt darin, daß es unter den Meridianregeln eine Oben-/Untenkoppelung gibt, nach der z. B. Fernpunkte am anderen Teil des Meridianpaares gewählt werden (Abb. 3).

Die Meridiane sind so hintereinandergeschaltet, daß ein kontinuierlicher Energiefluß zustandekommt:
H — Dü — B — N — KS — 3E — G — Le — Lu — Di — M — MP

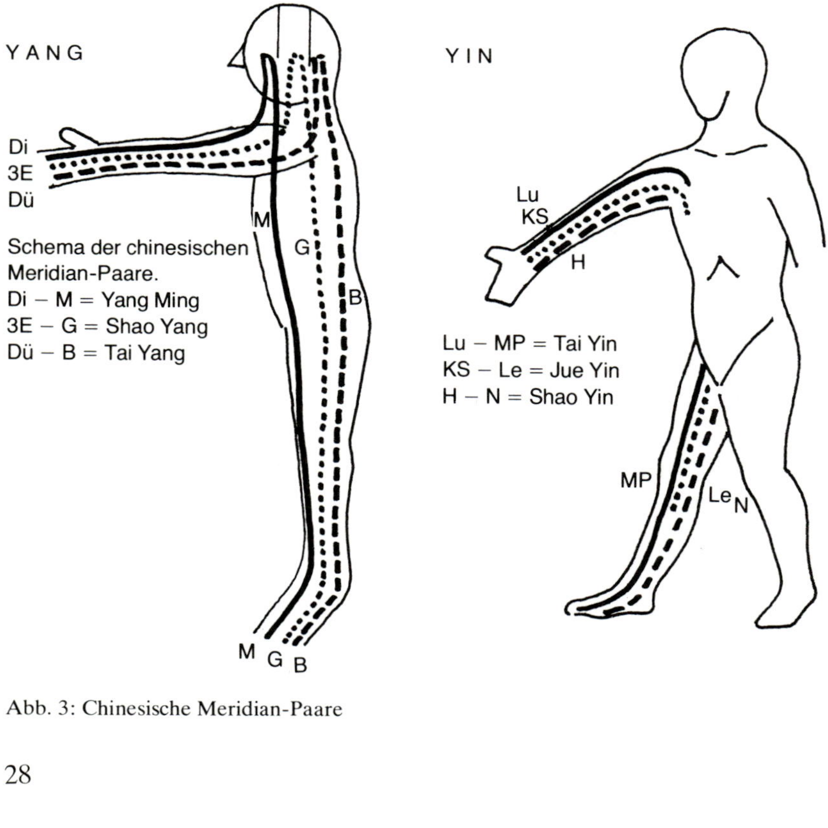

Abb. 3: Chinesische Meridian-Paare

Die durchlaufende Energie hat ein Maximum, das im Laufe von 24 Stunden alle Organe und Meridiane passiert und bewirkt, daß diese sich für je 2 Stunden in einem Zustand maximaler Funktion und Sensibilität befinden (Abb. 4).

Während dieser Optimalzeit ist der Meridian für eine Sedierung besonders zugänglich, in der anschließenden Phase für eine Tonisierung.

Die Chinesische Medizin kennt außer den Hauptmeridianen noch Sekundärgefäße, die zu den inneren Organen ziehen oder die 2 gekoppelte Meridiane über die Strecke Lo-Punkt — Quellpunkt kurzschließen.

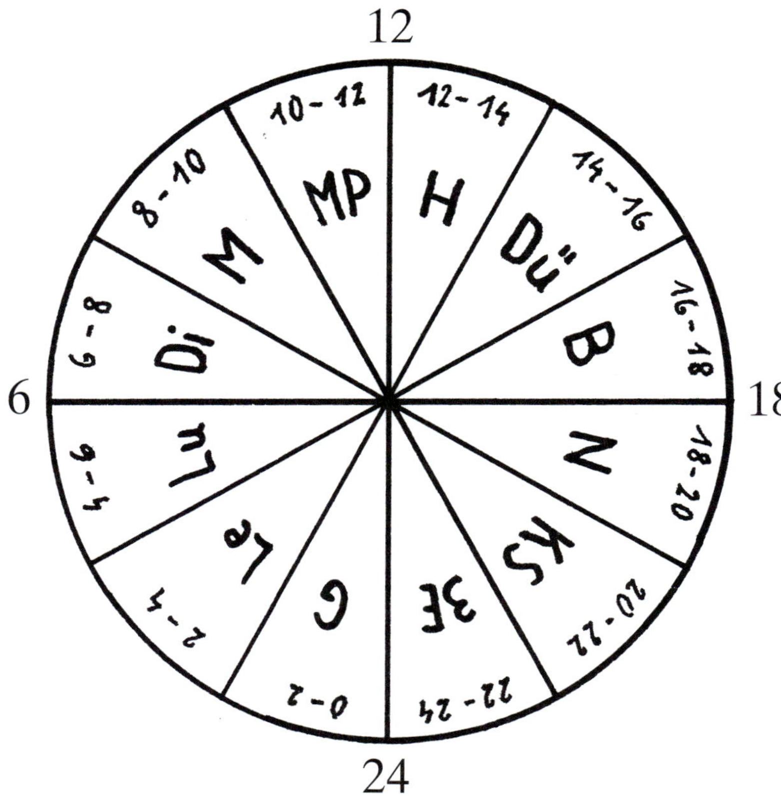

Abb. 4: Optimalzeiten der Organe

1.3 Die Funktionskreise (ZANG-FU)

Es ist ein Grundprinzip der chinesischen Medizinphilosophie, alles zu allem in Beziehung zu setzen und jedes einzelne Phänomen in Verbindung mit dem Ganzen zu sehen. So stehen auch alle Teile des menschlichen Organismus miteinander in Beziehung und der Mensch als Ganzes wieder zu seiner Umwelt, ja zum Kosmos.

Die 12 Meridiane sind jeweils einem inneren Organ zugeordnet. Man unterscheidet grundsätzlich 5 Yin- oder Vollorgane (auch Speicherorgane): die Lunge, das Herz, die Milz, die Leber und die Niere, denen als 6. Organ noch das Pericardium (= KS) zugezählt wird; und die 5 Hohl- oder Sammelorgane: Dickdarm, Dünndarm, Magen, Gallenblase und Blase, zu denen als 6. funktionelles „Organ" der 3fache Erwärmer gehört.

Tab. 2: *Funktionskreise* und ihre *Zuordnungen*

Organ	Lunge	Herz	Milz-P	Leber	Niere
Funktion	Atmung	Kreislauf	Stoff-aufnahme	Stoff-wechsel	Ausscheidung Genitale
zugehöriges Hohlorgan	Dickdarm	Dünndarm	Magen	Gallen-blase	Blase
Körper-schicht	Haut	Subkutis Gefäße	Binde-gewebe	Sehnen Muskel	Knochen
„Öffner" = Sinnesorgan	Nase	Zunge	Mund	Auge	Ohr
Klimafaktor	Trockenh.	Wärme	Feuchtig-keit	Wind	Kälte
Psyche/ Stimmung	Trauer	Freude/ Hektik	Sorge	Zorn	Angst
Element	Metall	Feuer	Erde	Holz	Wasser
Farbe	weiß	rot	gelb	blau-grün	schwarz
Geschmack	herb	bitter	süß	sauer	salzig

Zu jedem Vollorgan gehört ein Hohlorgan und zwar jenes, das dem gekoppelten Meridian entspricht. Also:
Lu und Di, H und Dü, MP und M, Le und G, N und B.

Jede dieser 5 Gruppen repräsentiert eine spezifische Funktion und ist einem der 5 „Öffner" zugeordnet (Nase, Zunge, Mund, Auge, Ohr). Es folgen weitere „Entsprechungen" zu psychischen Grundhaltungen, Empfindlichkeit gegenüber meteorologischen Faktoren, die Zuordnung zu einer der 5 Schichten der Körperoberfläche usw. (siehe Tab. 2).

1.4 Chinesische Diagnostik

Schmerzhafte Bewegungsstörungen im Bereich von Wirbelsäule und Extremitäten – das vorherrschende Arbeitsgebiet des Orthopäden – sind nach traditioneller chinesischer Terminologie „Meridianstörungen".

Sie spielen sich in den Geweben der „Körperoberfläche" ab und sind nicht zwangsläufig mit „Organstörungen" verbunden.

„Meridianstörungen" bedeuten eine Blockierung im freien Fließen von *Energie* (Qi) und *Blut*. Diese Betrachtungsweise können wir zwanglos mit unseren Begriffen einer gestörten Durchblutung, einer gestörten Innervation, Muskelparesen, Muskelspasmen und Gelenksblockierungen in Einklang bringen.

„Organstörungen" hingegen werden beschrieben als Störungen im funktionellen Gleichgewicht zwischen den fünf Organsystemen oder Funktionskreisen. Die Balance kann gestört sein durch ein *Zuviel* (Exzeß) oder ein *Zuwenig* (Insuffizienz) an Funktion (Hyper-/Hypofunktion).

Diese Balancestörung, als *Wurzel* einer Erkrankung betrachtet, kann direkt zur Krankheit führen oder den Organismus erst anfällig für andere innere und äußere Krankheitsursachen machen.

Da ein solcher innerer „background" einer Erkrankung nur selten mit Sicherheit auszuschließen ist, sollte man bei jeder Behandlung die Gesamtpersönlichkeit und ihre Reaktionslage beurteilen und beim Therapieplan berücksichtigen. In der Regel wird man zunächst einmal eine bestehende Balancestörung, die „Wurzel" einer Erkrankung behandeln und danach erst ihre „Äste", also die einzelnen Symptome.

Eine solche „ganzheitliche“ Betrachtung erfordert ein möglichst lückenloses Erfassen aller Abweichungen von der Norm und die Zusammenfügung der Symptome zu einem *„Krankheitsbild“*.

Einen auch für uns weitgehend gangbaren Weg zeigt uns die traditionelle *chinesische Diagnostik.* Sie beruht allein auf dem Gebrauch unserer Sinne, auf genauer Beobachtung und persönlichem Kontakt mit dem Kranken.

Sie soll hier in groben Zügen geschildert werden, als Repetitorium für jene, die sich schon damit befaßt haben und als Anregung für die anderen, sich in den einschlägigen Lehrbüchern zu informieren.

Die vier diagnostischen Schritte in der TCM

A) Betrachten (Inspektion)
B) Behorchen und Riechen
C) Befragen (Anamnese)
D) Betasten (Palpation/Puls)

ad A) Betrachten:

z.B.:
Gesamteindruck: lebhaft/müde/ . . .
Bewegungen: langsam/schnell . . .
Glanz der Augen/Ausstrahlung . . .
Haut (Beugeseite Vorderarm) Stirn: Glanz/Turgor

Farbe:	grünlich . . . Leber?	Hinweis auf gestörten Funktionskreis
	rötlich . . . Herz?	
	gelblich . . . Milz?	
	weiß . . . Lunge?	
	grau-schwarz . . . Niere?	

ad B) Horchen:

auf abnorme Körpergeräusche wie
Husten, Niesen, rasselnde Atmung, Singultus usw.

Riechen:

Mundgeruch, Körpergeruch, Ausscheidungen.

ad C) Befragen:

Grundsätzlich wird es wohl so begonnen haben:

1. Weshalb suchen Sie den Arzt auf?

2. Waren Sie schon früher ernstlich krank?
3. Schmerzen: Wo? Wann? Wie? Beginn plötzlich/allmählich Besserung auf Druck? Wärme/Kälte? Bewegung?
4. Bisherige Behandlung? Derzeitige Medikation?
5. Familiäre und berufliche Umwelt

usw.

Spezifisch „chinesiche“ Fragen:

1. Haben Sie eine Vorliebe für bestimmte Geschmacksrichtungen oder haben Sie einen bestimmten Geschmack im Mund?

Sauer . . .	Hinweis auf Leberstörung	im Sinne der chinesischen Organlehre
Bitter . . .	Hinweis auf Herz	
Süß . . .	Hinweis auf Milz	
Pikant . . .	Hinweis auf Lunge	
Salzig . . .	Hinweis auf Niere	

2. Neigen Sie zu bestimmten Emotionen?
   Zorn (Leber)/Freudenausbrüche (Herz)/
   Grübeln (Milz)/Sorge (Lunge)/Angst (Niere)?
3. Besteht eine besondere Aversion (Empfindlichkeit) gegen
   Wind (Leber)/Hitze (Herz)/Feuchtigkeit (Milz)/
   Trockenheit (Lunge)/Kälte (Niere)?
   Verschlimmerung durch Wetter oder Jahreszeit?

All diese Fragen führen höchstens zu einem vagen Hinweis auf einen bestimmten Funktionskreis und sind von sekundärer Bedeutung.

ad D) Palpation:

1. Pulsdiagnose
2. Meridianpalpation

Pulsdiagnose:

Sie ist die für uns westliche Ärzte am schwersten zugängliche Untersuchungsmethode, vor allem auch deshalb, weil sie im Laufe der Zeit von spitzfindigen Auslegungen überwuchert wurde. Ursprünglich war sie ein Pulsvergleich an verschiedenen Körperstellen (Art. carotis, Art. radialis, Art. dors. pedis usw.) ähnlich unserer manuellen Gefäßdiagnostik. Man konnte damit Unterschiede in der „Energieversorgung“ verschiedener Körperregionen feststellen. Erst die spätere, offenbar durch höfische Vorschriften erzwungene Beschränkung auf die Untersuchung der Art. radialis hat zu weitreichenden Spekulationen geführt, insbesondere bei der Zuordnung der sechs Puls-Taststellen zu Meridianen und inneren Organen. Dabei haben die Ansichten öfter gewechselt und man wird gut tun, die derzeit gültigen Zuordnungen einfach kritisch zur Kenntnis zu nehmen:

	linke Hand	*rechte Hand*
Distale Taststelle	Herz (Dü)	Lunge (Di)
Mittlere Taststelle	Leber (G)	Milz (Ma)
Proximale Taststelle	Niere (B)	Pericard (3E) (Niere?)

Die *Pulsqualitäten* sind zum Teil leicht erkennbar und waren auch unserer westlichen Medizin geläufig. Leider gingen diese Kenntnisse mit der allgemeinen Verbreitung des EKG weitgehend verloren. Zu den leicht erkennbaren Pulsqualitäten gehören:

- kräftig/schwach (fadenförmig)
- langsam/schnell
- rhythmisch/arhythmisch
- oberflächlich/tief (Niveau der maximalen Tastbarkeit)

Auch Begriffe wie Pulsus altus, celer, durus, magnus, mollis, parvus rararus und tardus waren früheren Ärztegenerationen noch geläufig.

Wenn man es sich zur Gewohnheit macht, bei allen seinen Patienten den Puls zu tasten und darüber eine kurze Notiz in der Kartei zu machen, wird man sich allmählich eine eigene Erfahrung erwerben und imstande sein, schrittweise auch weitere „chinesische“ Pulsqualitäten zu erkennen.

Auf jeden Fall wird man erkennen, ob bei einem Patienten „Fülle“ oder „Leere“ herrscht und danach die Therapie dosieren.

Meridianpalpation:

Am entspannten und an die Raumtemperatur angepaßten Patienten untersucht man mit zunächst leichtem und dann etwas stärkerem Fingerdruck entweder den gesamten Meridianverlauf oder einzelne Punkte. Vor allem die „Schlüsselpunkte“ des Meridians:

Quellpunkt — Durchgangspunkt
Grenz(Xi)punkt — Zustimmungspunkt
Fernpunkte

Besonders wichtig ist die exakte Lokalisierung *aktiver Punkte*, ganz gleich, ob es Akupunkturpunkte oder individuelle Ah-shi-punkte sind.

Man beachte:	Druckempfindlichkeit	Gewebstonus
	Hauttemperatur	Hautverfärbung
	Feuchtigkeit	el. Leitfähigkeit

Besonders wichtig ist der Seitenvergleich mit dem spiegelbildlich gelegenen Punkt der Gegenseite.

Es ist zu bedenken, daß die sorgfältige Palpation eines aktiven Punktes bereits eine Vorbereitung zur Therapie bedeutet, indem die Sensibilität gegenüber dem folgenden therapeutischen Reiz gesteigert wird. (Das „Ankommen der Energie wird vorbereitet.")

Siehe auch *„Anhang"* am Ende dieses Buches.

2. Therapeutische Richtlinien

Die reflektorischen Beziehungen zwischen dem Körperinnern und der Körperoberfläche (viszerokutane Reflexe) waren der klassischen chinesischen Medizin ebenso bekannt, wie die Möglichkeit, innere Organe über kutiviszerale Reflexe zu beeinflussen. Die hierfür geeigneten Punkte sind die Akupunkturpunkte.

Gesundheit ist für die chinesische Medizin ein Gleichgewichtszustand zwischen gegensätzlichen Kräften (Yin und Yang), ähnlich unserer Lehre von der Zügelwirkung des Sympathikus und Parasympathikus. Krankheit bedeutet den Verlust des inneren Gleichgewichtes oder das Unterliegen körpereigener Abwehrenergien gegenüber Angriffen aus der Umwelt.

Die Akupunktur führt dem Körper zum Unterschied von Ernährung und Atmung keine neuen Energien zu, sondern reguliert nur ihre Verteilung und mobilisiert die körpereigene Abwehr. Der Erfolg einer Akupunkturbehandlung hängt ab von der richtigen Wahl des Reizortes, der Reizart und der Reizstärke.

2.1 Wahl des Reizortes

Grundsätzlich ist zu unterscheiden zwischen der Körperakupunktur und den Sonderformen, wie Ohrakupunktur[1)] und Schädelakupunktur[2)]. Im folgenden wird die Körperakupunktur im Vordergrund stehen, aber immer wieder auf mögliche Kombinationen hingewiesen werden.

Bei Erkrankungen des Bewegungsapparates (chinesisch: „Körperoberfläche") richtet sich die Wahl der Punkte nach dem hier offensichtlichen **Sitz der Erkrankung**.

Die klinische Untersuchung, einschließlich einer sorgfältigen Schmerzpunktpalpation, erlaubt gewöhnlich eine hinreichend genaue Lokalisierung der Störung und die Bestimmung eines „betroffenen Meridians". Das ist jener Meridian, der durch das

---

1) vgl. *H. Kropej:* „Systematik der Ohrakupunktur", Karl F. Haug Verlag, Heidelberg

2) vgl. *H. Zeitler:* „Einführung in die Schädelakupunktur", Karl F. Haug Verlag, Heidelberg

Schmerzzentrum verläuft oder diesem zunächst gelegen ist. Der „betroffene Meridian“ bildet nun die Leitlinie für den Behandlungsplan.

2.1.1 Auswahl der Punkte

Nach der Lokalisation unterscheidet man lokale Punkte (Nahpunkte), regionale Punkte (am Meridian, im Segment, Vertebralpunkt), Fernpunkte, symptomatische und allgemein wirksame Punkte. Neuerdings werden in China auch Punkte über Nervenbahnen, also nach westlichen anatomischen Gesichtspunkten eingesetzt.

2.1.2 Lokale Punkte

Diese ergeben sich einfach aus der Schmerzpunktpalpation, sind also Punkte, die durch eine erhöhte Druckempfindlichkeit, besonders im Seitenvergleich, auffallen. In der Mehrzahl sind es Akupunkturpunkte im Schmerzareal, doch zählen auch persönliche Punkte gleichwertig in der Therapie.

2.1.3 Fernpunkte

Fernpunkte liegen im distalen Bereich des betroffenen Meridians. Liegt die Erkrankung aber selbst im distalen Extremitätenbereich, nimmt man als Fernpunkt einen Punkt am 2. Teil des altchinesischen Meridianpaares (Dü -B / Di-M / 3E -G).
Häufige Fernpunkte:
Dü 3 (Schmerzort Okziput oder Nacken)
B 60 (Schmerzort gesamte Wirbelsäule)
B 54 (Schmerzort Lumbalregion)
KS 6 (Schmerzort Thorax)
G 41 (Schmerzort Hand und Finger)
G 43 (Schmerzort Hand und Finger)

2.1.4 Regionale Punkte

Zur Verstärkung der Wirkung wählt man am betroffenen Meridian einen oder mehrere seiner wichtigsten Punkte. Man kann je nach der Energiesituation, soweit diese klar erkennbar ist, den Tonisierungs- oder Sedierungspunkt nehmen. In der Praxis wird man aber zunächst den wichtigsten Punkt des Meridians, den Quellpunkt, stechen und evtl. dazu den Lo-Punkt des gekoppelten Meridians. Spielen klimatische Faktoren eine Rolle, kann auch ein entsprechender Transportpunkt hinzugefügt werden.

Sind, wie bei manchen vertebragenen Schmerzsyndromen, viszerale Afferenzen mit im Spiel, werden die entsprechenden Zustimmungspunkte, evtl. gemeinsam mit den zugehörigen Alarmpunkten, gestochen.

2.1.5 Symptomatische und allgemein wirksame Punkte

Diese werden entsprechend dem vorliegenden Symptom oder Syndrom verwendet. Sind bestimmte Gewebe, wie z. B. die Muskulatur systemisch erkrankt, richtet sich die Behandlung auch auf das dieser Gewebsschicht zugeordnete Organ (Leber); bei Erkrankungen des Knochensystems wäre der Funktionskreis der Niere einzubeziehen.

2.1.6 Punktekombinationen

In der Praxis hat sich die Kombination von ganz bestimmten Punkten bewährt, z. B. die paarweise Verwendung von Kardinalpunkten (Dü 3 und B 62, 3E 5 und G 41).

Hier handelt es sich nicht nur um die Koppelung zweier wirksamer Sondermeridiane, sondern auch um die Oben-/Untenkoppelung, wie sie auch bei der Wahl der Fernpunkte praktiziert wird.

Auch zwischen gleichnamigen linksseitigen und rechtsseitigen Punkten existieren enge Beziehungen. Dies ist auch der westlichen Medizin in Form der konsensuellen Reaktion wohlbekannt. (Ansteigendes Fußbad auf der Gegenseite einer arteriellen Durchblutungsstörung, zur Vermeidung einer direkten Schockwirkung.)

Man benützt diese engen Beziehungen (Links-/Rechtskoppelung) dazu, um durch doppelseitiges Stechen eine verstärkte Wirkung zu erzielen. Ebenso kann man den Punkt der Gegenseite allein stechen, wie dies bei hochakuten Schmerzzuständen empfohlen wird (starke Stimulierung des Fernpunktes auf der Gegenseite).

Als Innen-/Außenkoppelung bezeichnet man die Kombination eines Punktes am Yang-Meridian mit einem gegenüberliegenden Punkt eines Yin-Meridians. Einen Spezialfall dieser Art stellt das Stechen eines Lo-Punktes und des Quellpunktes seines gekoppelten Meridians dar.

Von einer Hinten-/Vornekoppelung schließlich spricht man bei der schon erwähnten gleichzeitigen Punktur von Shu- und Mu-Punkten.

Eine besonders starke örtliche und Allgemeinwirkung (vielleicht über Endorphine, Neurotransmitter) erzielt man durch *Punktur an peripheren Nerven.* Man erreicht z.B. am Punkt B 54 den Nervus tibialis, am Punkt G 34 den Nervus peronaeus und am Punkt KS 6 den Nervus medianus.

2.2 Wahl der Reizart

Unter dem chinesischen Begriff Zhen Jiu („das Nadeln und das Erwärmen“) sind die beiden wichtigsten Hautreizmethoden, die Akupunktur und die Moxibustion zusammengefaßt. Welche Methode im einzelnen Fall angezeigt erscheint, richtet sich nach den Merkmalen der Fülle (Shi) und der Leere (Xu), bezogen sowohl auf die Persönlichkeit des Kranken (Konstitution, Kondition, Allgemeinzustand) wie auf den Charakter seiner Krankheit (hypo-, hyperergisch).

Während die Nadelung in abgestufter Dosierung (siehe nächstes Kapitel) sowohl bei Fülle wie bei Leerezuständen anwendbar ist, ist die Moxibustion nur bei Leerezuständen angezeigt und ist bei „Fülle“ und Fieber streng kontraindiziert.

Über weitere Reizmethoden wird im folgenden Abschnitt berichtet.

2.3 Wahl der Reizstärke

Die Stärke des Reizes richtet sich nach dem Eindruck von „Fülle“ oder „Leere“.

Die Grundregel lautet: „Zustände der Fülle müssen sediert, Zustände der Leere hingegen tonisiert werden“.

Das bedeutet, daß man bei hyperergischen Reaktionen Energie ableiten („Dampf ablassen“), bei Mangelzuständen jedoch Energie zuführen muß.

Das Ableiten von Energie (Sedierung) erfolgt durch starke Reize, meist von Fernpunkten aus, die Zuführung von Energie (Tonisierung) durch schwache Reize, vorwiegend am Ort der Erkrankung.

Die Stärke eines Reizes ist von verschiedenen Faktoren abhängig. Einmal von der Art der physikalischen Einwirkung, beginnend vom Laserstrahl bis zur chirurgischen Eröffnung des Akupunkturpunktes, zum andern von Intensität und Reizdauer. Im speziellen Fall der Nadelung ist die Gesamtreizstärke abhängig von der

Stichtiefe,
Dicke der Nadel,
Stimulation der Nadel,
Liegedauer der Nadel,
Anzahl der Nadeln,
Frequenz der Behandlungen.

3. Behandlungstechnik

Grundsätzlich kann ein Akupunkturpunkt auf verschiedenste Art, mit oder ohne Penetration der Haut, gereizt werden.

Schon die bloße Berührung der Haut kann durch eine Reizung der Mechanorezeptoren eine Schmerzlinderung bewirken und bei empfindlichen Personen auch vegetative Reaktionen auslösen.

Stärkerer Druck auf einen Akupunkturpunkt, wie bei der chinesischen Massage oder in Form der „Akupressur" kann bereits zu einem deutlichen therapeutischen Effekt führen.

Über die wichtigsten Reizmethoden soll im folgenden berichtet werden.

3.1 Die Nadelung

Die klassische und wirksamste Form der Akupunkturbehandlung ist die Nadelung.

Dabei kommt es zur Setzung einer Wunde, begleitet von einer sofortigen Stichreaktion, einer Interaktionsphase zwischen Gewebe und metallischem Fremdkörper während der Liegedauer der Nadel und zu einer Wundheilungsphase nach Entfernung der Nadel.

Ob Edelmetalle eine spezifische Wirkung entfalten, ist noch immer nicht eindeutig erwiesen. Sie wird, aufgrund des verschiedenen elektrochemischen Potentials der Metalle vor allem von der europäischen Akupunktur angenommen, während man in der neuen chinesischen Akupunktur ausschließlich Stahlnadeln verwendet.

Diese dünnen Stahlnadeln (filiforme Nadel, Hao-Nadel) bieten abgesehen vom Kostenpunkt noch weitere Vorteile: sie sind haltbarer, leicht zu sterilisieren* und bieten vor allem die Möglichkeit, ohne starke Traumatisierung auch tiefere Gewebsschichten zu erreichen. Gerade dies ist bei vielen Punkten notwendig, einerseits um an den oft in tieferen Schichten lokalisierten, eigentlichen Reaktionspunkt (Schmerzpunkt) zu gelangen, anderseits um das Nadelgefühl (De Qi, in der modernen Nomenklatur PSC)** auszulö-

* Heute werden bei uns vorwiegend Einmalnadeln verwendet, wodurch allen Verdächtigungen, durch Akupunktur könne etwa Hepatitis übertragen werden, der Boden entzogen wird.

** PSC = Abkürzung für Propagated Sensation of Channels.

sen, dem in der modernen chinesischen Akupunktur größte Bedeutung beigemessen wird.

Die heute meist verwendeten Nadeln (aus rostfreiem Stahl) haben eine Länge von 1—2 Cun und eine Dicke zwischen Gauge 28 und 31. Die Spitze ist kurz geschliffen, so daß beim Einstich das Gewebe eher auseinandergedrängt als angestochen wird.

3.1.1 Der Einstich

Die Nadel wird mit 3 Fingern am Handgriff gehalten und mit einem kräftigen, aber gebremsten Stoß durch die Cutis gestochen. Dann wird sie langsam unter drehenden Bewegungen bis in die gewünschte Tiefe eingeführt. Man kann sich den Einstich dadurch erleichtern, daß man den palpierenden Finger knapp neben dem Punkt liegen läßt und die Haut etwas anspannt. Man kann auch mit 2 Fingern eine Hautfalte aufheben und in die so entstandene Kuppe einstechen, eine Technik, die sich besonders beim Point de merveille (Extra 1-Yintang) bewährt.

3.1.2 Die Stichrichtung

Über kräftigen Muskeln kann die Nadel senkrecht eingestochen werden. An Brust, Rücken und Oberbauch ist ein schräger Einstich (45°) ratsam, im Bereich von Kopf und Gesicht ein noch flacherer Einstich. Unter einem ganz flachen Winkel (10°) wird die Nadel beim Tangentialstich oder beim „Auffädeln" von Punkten eingestochen und in der Subkutis weit vorgeschoben (längere Nadeln). Man erreicht durch diese risikofreie Technik eine große Kontaktfläche zwischen Nadel und Gewebe und kann an vielen Stellen mit einem Stich 2 benachbarte Akupunkturpunkte „auffädeln".

3.1.3 Die Stichtiefe

Die Tiefe des Einstichs hängt von den anatomischen Gegebenheiten ab, bzw. von der Lage jener Schicht, die man erreichen will. Im Bereich großer Muskeln kann man ohne Bedenken tief stechen, in der Nähe von größeren Gefäßen und Nerven wird man mit großer Vorsicht in die Tiefe gehen, um ein direktes Anstechen dieser Gebilde zu vermeiden. Man lasse sich nicht von den oft schematisch angegebenen Stichtiefen der Lehrbücher leiten, sondern nur von den eigenen klaren anatomischen Vorstellungen. Man muß in jedem Augenblick des Stechens wissen, wo sich gerade die Spitze der Nadel befindet! Im Zweifelsfall — in anatomisch heiklen Regionen — begnügt man sich besser mit einem oberflächlichen Einstich (evtl. mehrerer Nadeln!), der ja, wie aus der Physikalischen Medizin bekannt ist, auf dem Reflexweg auch tiefere Schichten mit beeinflußt, wenn auch nicht immer im gewünschten Ausmaß.

3.1.4 Die Stimulation

Das Auslösen eines Nadelgefühls, wenigstens an einem Hauptpunkt, wie es von der chinesischen Medizin nachdrücklich gefordert wird, gelingt häufig durch den bloßen, entsprechend tiefen Einstich. Wo dies nicht gelingt, kann der Reiz durch Stimulation verstärkt werden.

Dazu werden folgende Techniken angegeben:
Auf- und Ab-Bewegen der Nadel in der Stichrichtung.
Rotation in beiden Richtungen (cave: „Aufwickeln" des Bindegewebes!)
Kombination aus Heben und Senken mit Rotation.

„Kratzen" an der Nadel: hierzu eignen sich nur die chinesischen Nadeln mit ihrem langen, drahtumsponnenen Handgriff: man fixiert mit dem Daumen den Kopf der Nadel und kratzt mit dem Nagel des 3. Fingers von unten nach oben am Handgriff der Nadel (= Vibration).

Abgesehen von der Auslösung des Nadelgefühls ermöglicht die Stimulation eine abgestufte Reizung im Sinne von Tonisierung und Sedierung.

Tonisierung bedeutet die Anregung von Lebensvorgängen durch schwache Reize (*Arndt-Schulz*sche Regel!): man sticht die Nadel schnell ein und stimuliert *leicht* durch Heben und Senken, verbunden mit leichter Rotation. *Sobald* der Patient das De Qi spürt, hört man mit der Stimulation auf.

Sedierung bedeutet den Entzug von Energie durch starke Stimulation der (am besten in Muskeln) tief eingestochenen Nadel. Hier soll eine starke Nadelsensation auftreten, die sich bis an die

Extremitätenenden ausbreitet. Auch nach Eintritt des Nadelgefühls wird die Stimulation mit abgeschwächter Stärke fortgesetzt (Vibration, Kratztechnik) oder sie wird überhaupt elektrisch durchgeführt. Aus anatomischen Gründen ist diese Technik nur für Extremitäten und Lendenregion geeignet.

3.2 Die thermische Reizung

Die punktförmige Erwärmung — Moxibustion — hat ihre besondere Indikation bei „kühlen", also chronischen oder nicht entzündlichen Schmerzprozessen. Sie wird mit der Nadelung kombiniert, indem am Hauptschmerzpunkt erwärmt, an den übrigen Punkten nur genadelt wird. In der originalen Form mit Moxa-Zigarre, Moxa-Kegel und „heißer Nadel" ist sie bei uns wegen des unangenehmen Geruchs wenig beliebt.

Die Industrie bietet hier sehr gute brauchbare Geräte auf Infrarotbasis an. Auch kann man sich damit helfen, daß man während der Nadelung die entsprechende Region mit einer Infrarotlampe erwärmt.

3.3 Das Laserlicht

Die Applikation von Laserstrahlen sehr geringer Intensität (um 2 mW) hat im Gewebe keinerlei nachweisbare Destruktion zur Folge und könnte möglicherweise auf der Auslösung von interzellulären Informationen beruhen, wie sie derzeit mehrfach diskutiert werden.

Ebenso ist die Wirkung bestimmter elektromagnetischer Frequenzen, sogar in Form von Farbfiltern sowie die Anwendung von Magneten, experimentell noch nicht genügend abgesichert und bedarf noch weiterer Prüfungen.

3.4 Die Elektrostimulation

Die Reizwirkung des elektrischen Stromes hat in der westlichen Elektrotherapie schon lange ihren festen Platz. Dabei werden Stromimpulse von genau definierter Form, Dauer und Frequenz mittels Hautelektroden zugeführt. Als „transkutane Nervenstimulation“ an bestimmten Hautpunkten wird diese Form der Elektrotherapie in der Schmerzbehandlung vielfach verwendet (TENS).

In der modernen Akupunktur werden solche Impulsströme über eingestochene Nadeln zugeleitet. Hauptanwendungsgebiet ist die Lähmungsbehandlung und die Akupunkturanalgesie.

3.5 Die Punktinjektion

Die Injektion von Procain (Xyloneural), Vitamin B_1 und B_{12} oder eines anderen Medikamentes in den Akupunkturpunkt ist eine Methode, die in den letzten Jahren als eine Synthese aus östlicher und westlicher Medizin immer häufiger praktiziert wird. Die Reizverstärkung, die man damit erzielt, ist einerseits mechanisch bedingt durch das Volumen der eingespritzten Flüssigkeitsmenge (Gewebsdehnung), anderseits chemisch durch die Eigenart des betreffenden Medikaments und dessen Konzentration.

Die Methode ist im Prinzip als „Therapeutische Lokalanästhesie“ oder „Neuraltherapie“ schon seit langem bei uns in Gebrauch. Die dabei verwendeten Schmerzpunkte sind zum großen Teil die gleichen wie in der Akupunktur. Die Injektion muß in der richtigen Tiefe, entsprechend dem betroffenen Gewebe, erfolgen. In der Orthopädie hat sich die Kombination von Nadelung und Infiltration in der Form bestens bewährt, daß man an den Hauptschmerzpunkten infiltriert und an den übrigen Punkten nadelt.

3.6 Die Pflaumenblütennadel

Sie besteht aus einem kleinen Hammer, dessen Metallkopf 5—7 feine Nadeln trägt. Man beklopft damit entweder das Schmerzareal selbst, den betroffenen Meridian in seinem Verlauf oder bei internen Erkrankungen die entsprechenden Reflexzonen am Rükken.

Diese Methode dürfte im vorigen Jahrhundert dem Mechaniker *Baunscheidt* als Vorbild für seinen „Lebenswecker“ gedient haben. Damit stichelte er den Rücken beiderseits der Wirbelsäule und bestrich die Stichstellen mit einem Hautreizöl, das eine heftige lokale und Allgemeinreaktion hervorrief. Die ungleich zartere Behandlung mit der Pflaumenblütennadel hat sich insbesondere bei Arthritis der Hand- und Fingergelenke gut bewährt. Als kaum schmerzhafte Methode ist sie auch in der Kinderpraxis (Asthma!) anwendbar.

3.7 Die Schröpfkopfbehandlung

Sie ist in der europäischen Volksmedizin seit langem bekannt. Das Besondere ist hier nur die Orientierung nach Akupunkturpunkten.

3.8 Der Aderlaß

Zum Unterschied von den bei uns früher üblichen großen Aderlässen werden in China nur Blutmengen von einigen Tropfen bis zu einigen ccm abgenommen. Dabei ist offenbar nicht die „Ausleitung von Giftstoffen“ entscheidend, sondern die beim Anstechen eines Gefäßes eintretende vegetative Reaktion.

3.9 Die Edelmetallfolien

Dünne Folien aus Gold und Silber werden hauptsächlich bei Arthritis auf Schmerzpunkte aufgelegt, mit Heftpflaster befestigt und einige Tage bis Wochen liegen gelassen.

3.10 Die Catguteinbettung

Das Einbetten von Fremdkörpern wurde früher auch in der westlichen Medizin als besonders starke Reizmethode praktiziert (Haarseil usw.). Heute werden in China zu diesem Zweck Catgutfäden unter Wahrung der Sterilität mittels einer chirurgischen Nadel implantiert. Man erreicht damit eine bis zur Resorption des Fadens andauernde Reizwirkung.

3.11 Die Inzision am Punkt

Eine sehr heroisch anmutende Methode wird derzeit in China bei der Behandlung von Lähmungsfolgen (Polio) praktiziert. Über dem zuständigen Nervenstrang wird die Haut inzidiert und der Nerv direkt mit einer Klemme gereizt. Nach den vorliegenden Berichten soll man mit dieser Methode auch bei schon lange zurückliegenden Lähmungen noch nicht vollständig abgestorbene Vorderhornzellen reaktiviert haben.

Eine andere Form der „chirurgischen Akupunktur“ ist das Aufschneiden von Akupunkturpunkten in einer Länge von etwa 2 cm und Offenlassen der Wunde bis zu ihrem Ausgranulieren. Selbstverständlich gehören diese Arten einer forcierten Stimulation nicht zur täglichen Routine, sondern bleiben verzweifelten Fällen vorbehalten.

3.12 Massage und Akupressur

Massage gehört zu den ursprünglichsten Behandlungsformen der Menschheit. Wie kein anderes Werkzeug ist die Hand zu feinsten Modulationen fähig, von sanftem Streichen bis zu stärkstem Druck. Die Wirkung der Massage beschränkt sich nicht auf den Ort ihrer Anwendung, sondern hat erhebliche Fern- und Allgemein-Wirkungen. Neuere Massageformen wie die Bindegewebsmassage, die Triggerpunktmassage und die Periostmassage *(Vogler)* setzen an bestimmten Prädilektionsstellen an: die Bindegewebsmassage an den Verquellungen der Haut und der Subkutis im Bereich von hyperalgetischen Zonen, die Triggerpunkt-Massage an den umschriebenen Verhärtungen im Bereich einzelner hypertonischer Muskelstränge, die Periostmassage an übersensiblen Periostpunkten. Wesentlich dabei ist, daß alle diese tastbaren Veränderungen auch reflektorisch Störungen innerer Organe widerspiegeln können und sich in umgekehrter Richtung als therapeutische „Einstiegspunkte“ erweisen. Alle diese Phänomene waren schon viel früher in der chinesischen Medizin bekannt und wurden noch vor der Akupunktur in Form der Massage therapeutisch genutzt.

Unter den acht Grundgriffen der chinesischen Massage (näheres siehe bei *Meng*, Die traditionelle chinesische Massage, Karl F. Haug Verlag) hat die Vibration eine besonders entspannende und sedierende Wirkung. Man kann sich die Arbeit heute wesentlich erleichtern, wenn man einen elektrisch angetriebenen Massage-Apparat verwendet, dessen knopfförmigen Ansatz man auf die entsprechenden Akupunkturpunkte aufsetzt. Besonders bei Kindern und sensiblen Patienten kann man damit die Nadelung voll ersetzen, wenn man die Behandlung täglich durchführt. Ein großer Vorteil ist hier, daß nach entsprechender Unterweisung durch den Arzt, die Eltern ihre Kinder oder die Patienten sich selbst behandeln können, sei es als Hausbehandlung für sich oder als Intervallbehandlung zwischen wöchentlichen Nadelungen, wie sie bei uns üblich sind.

Eine andere Form der Selbstbehandlung, die „Akupressur", hat in den letzten Jahren durch populäre Broschüren Verbreitung gefunden. Aber abgesehen von der falschen Bezeichnung („acus" heißt „Nadel" und eine solche kommt bei dieser Behandlung nicht vor) muß man dazu kritisch bemerken, daß sie zu unkontrollierter und uneffizienter Behandlung durch einen völlig ungeschulten Laien anregt: im ersten Fall eine Gefahr für den Patienten, im zweiten Fall für den guten Ruf der Akupunktur. Also wenn, dann nur nach ärztlicher Diagnose und unter ärztlicher Anleitung!

Eine andere Form der Punktmassage ist heute in China, besonders im Bereich des Ohrs, an die Stelle der nicht ungefährlichen Dauernadel getreten: kleine Samenkörnchen (hirsekorngroß) werden auf kleinen Stücken Heftpflaster befestigt und auf den aktiven Punkt geklebt. Der Patient muß dann mehrmals täglich durch Drücken auf diese Pflaster die Punkte stimulieren.

Bei der Auswahl unter diesen geschilderten Reizmethoden gibt es noch keine gesicherten spezifischen Indikationen. Man kann sie aber nach der Reizintensität klassifizieren und dementsprechend dem einzelnen Fall anpassen. Auch die persönliche Neigung des Therapeuten spielt eine Rolle: er wird jene Methoden bevorzugen, die er besonders gut beherrscht und mit denen er persönliche Erfahrungen sammeln konnte.

Wie Sie nun aus dem folgenden „Speziellen Teil" ersehen können, ist für uns im Wiener Ludwig-Boltzmann-Institut die Akupunktur keine archaische, unveränderliche und für sich allein existierende Lehre, sondern Bestandteil einer lebendigen Gesamtmedizin, wie wir sie in unserem Studium gelernt haben. Wo immer es nur möglich ist, werden chinesische Begriffe oder Gleichnisse mit unseren Erkenntnissen verglichen und zu erklären versucht. Das gelingt heute bereits für einen erheblichen Teil der Akupunktur-Phänomene. Wo eine Erklärung noch nicht möglich ist, wird nach den traditionellen Regeln behandelt und diese als vorläufige Arbeitshypothese betrachtet, die auf ihre Stichhaltigkeit und Brauchbarkeit zu prüfen ist.

Grundsätzlich steht am Anfang jeder Behandlung die westliche Diagnose, ergänzt durch einen funktionellen Status. Als erstes muß entschieden werden, ob die Erkrankung mit Akupunktur therapierbar ist und ob die Akupunktur dabei die besseren oder zumindest gleiche Resultate verspricht wie eine andere schulische Therapie. Ebenso wird ihr Stellenwert bestimmt, das heißt, ob sie allein oder in Verbindung mit anderen Maßnahmen (Massage, Übungen, Diätetik, Medikamente) zur Anwendung kommt.

II. Spezieller Teil

1. Das Zervikalsyndrom

Man versteht darunter alle schmerzhaften Störungen im Bereich von Kopf, Nacken, Schultergürtel und Armen, deren Ursache in der Halswirbelsäule zu suchen ist.

Nach der Lokalisation unterscheidet man ein:

oberes Zervikalsyndrom

unter dem klinischen Bild der Okzipitalneuralgie und zervikalen Migräne; ein

mittleres Zervikalsyndrom

bei dem die Nackenschmerzen im Vordergrund stehen; ein

unteres Zervikalsyndrom

das sich als Zervikobrachiale Neuralgie, als Schulter-Arm-Syndrom oder als Brachialgie manifestieren kann.

Für eine Reflextherapie, wie sie die Akupunktur darstellt, kann nur die funktionelle, also potentiell auch reversible Störung Gegenstand der Behandlung sein. Daher müssen diagnostisch ausgeschlossen werden:

1. Schwere traumatische Veränderungen (Wirbelfrakturen, Bänderrisse usw.)
2. Primäre Tumoren und Wirbelmetastasen.
3. Entzündlich-destruktive Prozesse (z. B. Spondylitis tuberculosa).

Von Frühfällen abgesehen können diese Erkrankungen in der Regel durch die obligate Röntgenuntersuchung und entsprechende Laborbefunde diagnostiziert werden.

Die vertebragenen Schmerzsyndrome werden in der Regel lediglich nach ihrer Schmerzlokalisation benannt. So spricht man von einer Zervikalgie, einer Brachialgie oder Zervikobrachialgie, einem zervikozephalen Syndrom, einer zervikalen Migräne oder überhaupt einfach nur von einem Zervikalsyndrom.

Damit ist aber weder über die Ätiologie etwas ausgesagt, noch ein ausreichender Hinweis für eine gezielte Therapie gegeben.

Diese Art der Diagnose kann daher auch nur zu einer undifferenzierten Standardbehandlung führen: Antirheumatika mit und ohne Cortisonzusatz, Vitamin B_{12}, Galvanisation und Impulsstrombehandlung sowie Ruhigstellung durch eine Stützkrawatte.

Bei Erfolglosigkeit dieser Behandlung muß man in der Analyse des Krankheitsbildes einen Schritt weitergehen, um die Ausgangsposition für eine differenziertere Behandlung zu erreichen. Man muß sich bewußt sein, daß auch scheinbar örtliche Erkrankungen, wie eine *Dupuytren*sche Kontraktur, eine Styloiditis radii oder eine Epikondylitis Ausdruck einer gesamtsegmentalen Störung sein können, wobei auch auf das Vorhandensein einer Wirbelblockierung zu achten ist.

Untersuchung

Zur notwendigen Erweiterung der Diagnose wird folgender Untersuchungsgang empfohlen:

1. Einzeichnen der vom Patienten gemachten Angaben über die Lokalisation seiner Schmerzen und deren Ausstrahlungsgebiete („Schmerzmännchen").
2. Funktionsprüfung (aktiv und passiv) der Halswirbelsäule und aller Gelenke der oberen Extremität.
3. Untersuchung auf vorhandene Schmerzpunkte durch Palpation, nicht nur im angegebenen Schmerzareal, sondern im gesamten Segment, einschließlich der HWS.

Die Funktionsprüfung im Bereich der Halswirbelsäule umfaßt: Anteflexion, Retroflexion, Rotation und Seitneigung nach beiden Seiten.

Am Schultergelenk:
Abduktion (Schulter fixieren!), Nackengriff („frisieren"), Kreuzgriff (Schürzenband binden)

Am Ellbogengelenk:
Beugung und Streckung, Pronation und Supination des Vorderarms

Am Handgelenk:
Dorsalflexion, Volarflexion, Radial- und Ulnarduktion

Im Fingerbereich:
Faustschluß und Öffnen der Hand, Spreizen der Finger.

Die Ursachen eines Zervikalsyndroms können degenerative Veränderungen sein, die besonders im unteren HWS-Bereich (C 5—C 7) sehr häufig sind. Eine große Rolle spielen auch funktionelle Überlastungen durch einseitige, monotone Arbeitshaltung, vor allem, wenn dabei die Arme nicht abgestützt werden können (Stenotypistin).

Traumatisch kann ein Zervikalsyndrom entstehen durch eine übermäßige Rotationsbewegung oder, wie beim Peitschenschlagtrauma (whip — lash — injury) durch forcierte Ante- und Retroflexion. Zugluft kann eine bereits latent vorhandene Störung manifest werden lassen.

Die Schmerzauslösung kann auf folgenden Wegen zustandekommen:

A) Kompression oder Irritation der Nervenwurzeln im Foramen intervertebrale.
B) periphere Nervenkompression an anatomisch präformierten Engpässen.
C) Rezeptorenschmerz aus den Bogengelenken und dem Bandapparat der HWS, meist mit gleichzeitiger Blockierung.

ad A) Die Irritation oder Kompression einer Nervenwurzel durch einen Bandscheibenprolaps gehört im Bereich der HWS zu den Seltenheiten. Hier erfolgt die Einengung des Foramen intervertebrale gewöhnlich infolge degenerativer Veränderungen. Schon die altersbedingte Erniedrigung der Bandscheibe führt zu einer gewissen Verschmälerung des Intervertebralkanals in vertikaler Richtung. Von größerer Bedeutung sind indes Osteophyten am Hinterrand des Wirbelkörpers, an den Bogengelenken und an den Processus uncinati. Durch sie wird der Durchtrittskanal für die Spinalnerven in erheblichem Ausmaß in dorsoventraler Richtung verengt. Die dadurch verursachten Schmerzen haben einen vorwiegend monosegmentalen Charakter und betreffen fast ausschließlich die Segmente C 6, C 7 oder C 8.

Das Wurzelsyndrom C 6 zeigt einen Schmerzverlauf an der Radialseite des Vorderarms mit Ausstrahlung in den Daumen. Häufig ist dabei die Kraft des aus dem gleichen Segment versorgten Musculus biceps herabgesetzt („Kennmuskel" des Segments C 6).

Beim Wurzelsyndrom C 7 verläuft der Schmerz im mittleren Bereich des Vorderarms und strahlt in den 2.—4. Finger aus. Der zugehörige Kennmuskel ist der Musculus triceps, sein Reflex ist abgeschwächt bis aufgehoben (Differentialdiagnose gegenüber dem Karpaltunnelsyndrom).

Das Wurzelsyndrom C 8 verursacht Schmerzen an der Ulnarseite des Arms, die zum kleinen Finger ausstrahlen. Für die Muskulatur ist hier kennzeichnend eine Atrophie im Bereich des Kleinfingerballens.

An der oberen Extremität entspricht der Verlauf der Meridiane weitgehend den Dermatomen und Myotomen, wobei der Dickdarm-Meridian dem Segment C 6, der 3E-Meridian dem Segment C 7 und der Dünndarm-Meridian den Segmenten C 8—Th 1 entsprechen.

ad B) Es wurden zahlreiche Engpaßsyndrome beschrieben, wobei jedoch sicherlich das mechanische Moment vielfach überschätzt wurde. Als Scalenussyndrom wird die Kompression des Plexus brachialis in Höhe der Scalenuslücke beschrieben, oft verursacht durch eine Halsrippe oder einfach durch eine Tonussteigerung der Muskulatur.

Das Kostoklavikularsyndrom entsteht durch Kompression des Gefäßnervenbündels zwischen Klavikula und 1. Rippe.

Das Pectoralis-minor-Syndrom wird einer Kompression zwischen Musculus pectoralis minor und Processus coracoideus zugeschrieben.

Während diese Engpaßsyndrome zu den Seltenheiten gehören und in ihrer Ätiologie umstritten sind, hat das Karpaltunnelsyndrom große praktische Bedeutung (siehe entsprechendes Kapitel).

ad C) Hier kommt es infolge einer Überschwemmung des Hinterhorns mit nozizeptiven Afferenzen zu vegetativen und motorischen Reflexvorgängen in der Peripherie. Es kommt zu einer asymmetrischen Tonusänderung und spastischen Verkürzung im Bereich der tiefliegenden intersegmentalen Muskulatur und dadurch zu einer Einschränkung der Beweglichkeit im Segment in einer oder mehreren Richtungen (= Blockierung). Dadurch wird

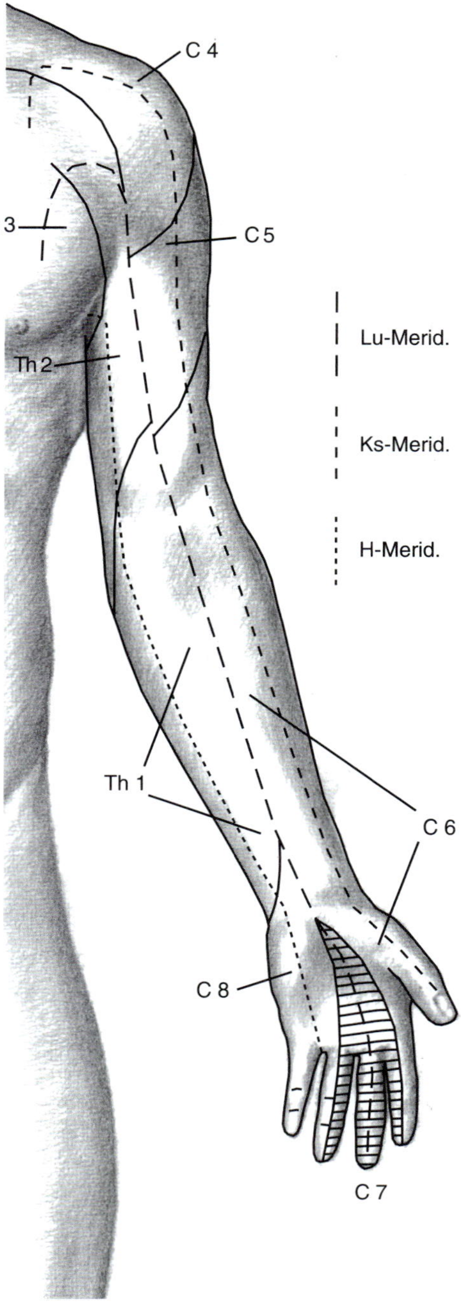

Abb. 5: Segmente und Meridiane

der vorprogrammierte und dem persönlichen Bewegungsstereotyp entsprechende gleichmäßige Bewegungsablauf in der HWS gestört. Wenn die chinesische Medizin hier von einer „Blockierung der Energie“ spricht, deckt sich dieses Bild weitgehend mit unserer Auffassung.

Die zunächst durch einen Muskelspasmus verursachte Blockierung verändert mit der Zeit ihren Charakter durch Verkürzung der Gelenkkapseln und Ligamente. Ihre Beeinflußbarkeit auf dem Wege einer Reflextherapie wird dadurch zunehmend schwieriger und kann dann oft nur mehr durch eine gezielte Manipulation beseitigt werden.

Die einmal entstandene Blockierung kann ihrerseits zu einem wesentlichen Störfaktor im Segment werden und das Schmerzsyndrom weiter aufschaukeln. Im Bereich der oberen HWS kommt noch ein weiterer Störungsmechanismus in Betracht:

Hier zieht die Arteria vertebralis in einem quer verlaufenden Bogen vom Querfortsatz des Atlas gegen den Wirbelkanal. Sie ist auf diesem Weg Zerrungen bei extremen Bewegungen ausgesetzt. Durch ihre Irritation entstehen Kaliberschwankungen, die für die vegetative Begleitsymptomatik der zervikalen Migräne verantwortlich sind (Zervikaler Schwindel).

Akupunkturbehandlung

Der zentrale Behandlungspunkt für das Zervikalsyndrom ist der Punkt LG 13 (chinesisch = LG 14) am Unterrand des 7. Halswirbeldorns.

Er gilt als Reunionspunkt für alle Yang-Meridiane und hat damit eine direkte Beziehung zu den Punkten des „zervikalen Regelkreises“ (nach *Bischko*):
B 10, G 20, 3E 15, Di 15, Dü 9, B 39

Die graphische Darstellung dieser Verbindungen hat dem Punkt den Beinamen „die Spinne“ eingetragen.

Man kann den Punkt LG 13 allein verwenden, besser aber in Verbindung mit einem oder mehreren der oben genannten Punkte. Die Auswahl ergibt sich aus der Schmerzlokalisation.

Beim oberen Zervikalsyndrom (klinisches Bild: Okzipitalneuralgie, vertebrozephales Syndrom, cervicaler Migräne) wählt man dazu die Punkte B 10 und G 20. Bei Vorliegen von innersekretorischen Störungen nimmt man den Punkt LG 16 dazu.

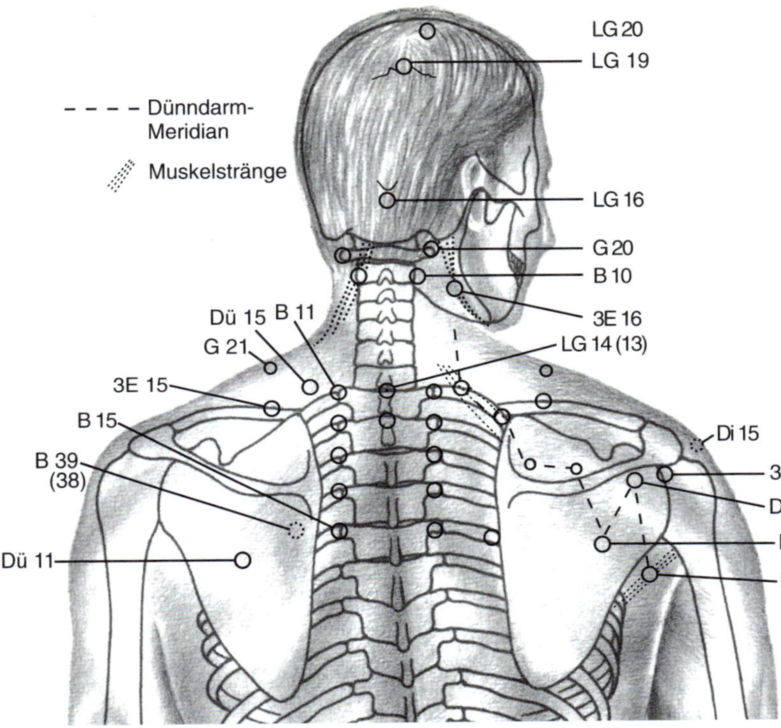

LG 20
LG 19
Dünndarm-
Meridian
Muskelstränge
LG 16
G 20
B 10
3E 16
Dü 15
B 11
G 21
LG 14 (13)
3E 15
B 15
Di 15
B 39
(38)
3E 14
Dü 10
Dü 11
Dü 11
Dü 9

Abb. 5 a

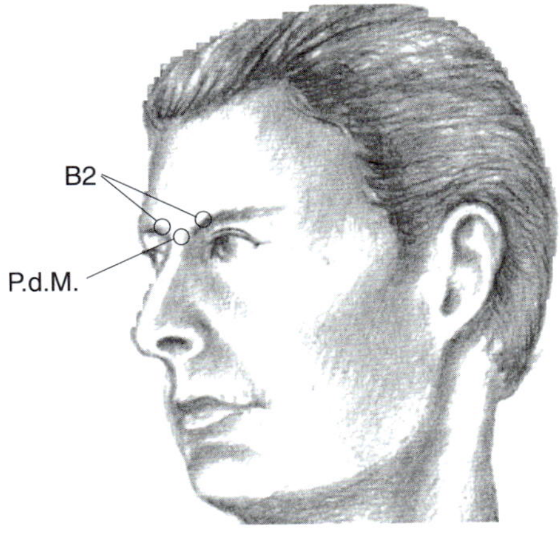

B2
P.d.M.

Abb. 5 b

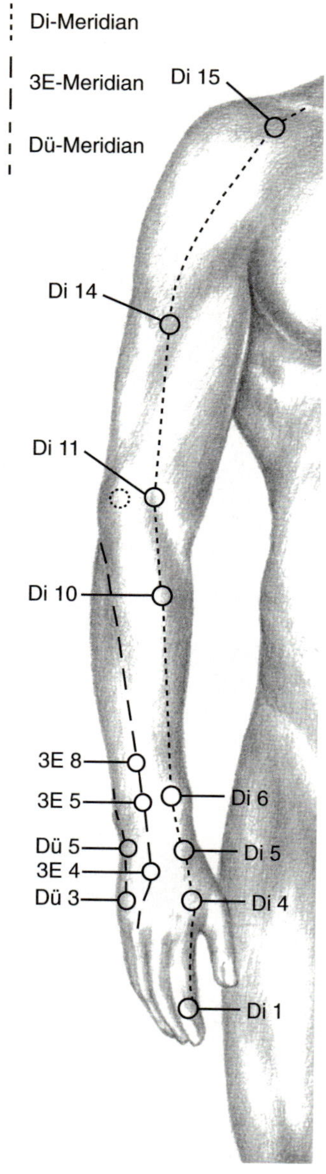

Abb. 6: Wichtige Punkte bei Zervikalsyndrom

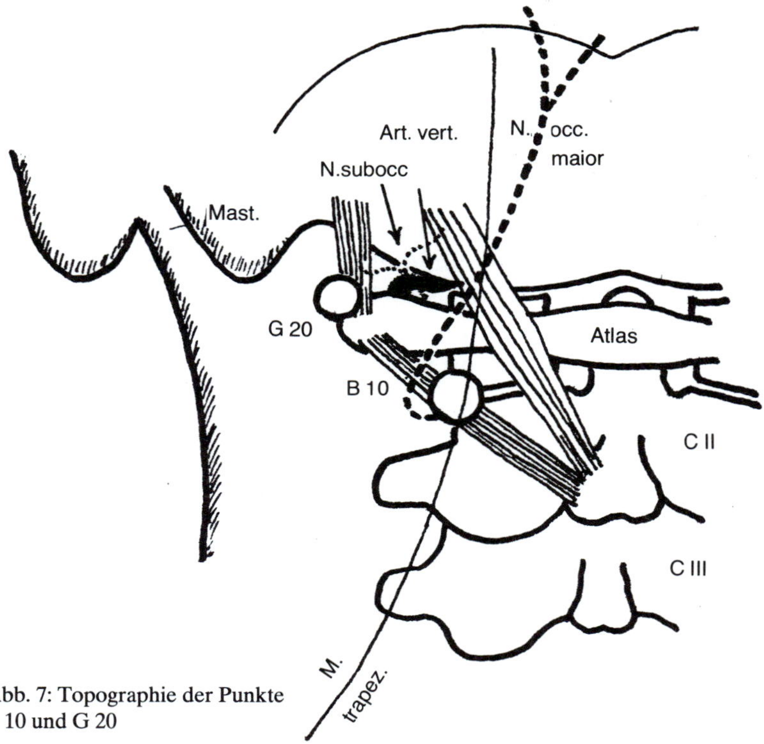

Abb. 7: Topographie der Punkte B 10 und G 20

Als Oppositionspunkte (im anatomischen Sinn) B 2 und point de merveille (Extra 1—Yintang).

Speziell für die cervicale Migräne mit ihren vegetativen Begleitsymptomen (Vertigo) ist die Hinzunahme des Punktes LG 19 zu empfehlen.

Gemeinsam mit KG 15 wirkt dieser Punkt allgemein entspannend („Bellergal der Akupunktur").

Die Topographie der beiden subokzipitalen Punkte B 10 und G 20 (Abb. 7) muß noch etwas näher erläutert werden, einerseits weil diese Gegend zu den topographisch heiklen Regionen zählt, andererseits weil gerade hier durch die enge Beziehung zu Gefäßen und Nerven die starke therapeutische Wirkung verständlich wird.

Die Lage dieser Punkte über den Kopfgelenken, also den gelenkigen Verbindungen zwischen Okziput/Atlas und Atlas/Epistropheus machen sie auch für die Manuelle Medizin interessant.

B 10

Der Punkt liegt am Außenrand des Musculus trapezius zwischen Atlas und Epistropheus. Bei senkrechtem Einstich erreicht hier die Nadel das Bogengelenk C 1 / C 2 in seinem lateralen Bereich, wo der Musculus obliquus atlantis vorüberzieht und der Nervus occipitalis major (aus C 2) an die Oberfläche tritt. Bei einer Stichtiefe von 1—2 cm kommt die Nadel genügend nahe an diese Strukturen, um sie unmittelbar zu beeinflussen. Man kann sich gut vorstellen, daß die Nadelung des oben genannten Muskels, der an einer Blockierung der Kopfgelenke wesentlich beteiligt ist, zu einer Relaxierung und Lösung der Blockierung führen kann.

G 20

Der Punkt projiziert sich auf das äußerste Ende des Atlasquerfortsatzes. Hier inseriert der Musculus obliquus atlantis und entspringt der Musculus obliquus capitis. Medial davon befindet sich die Austrittsstelle des Nervus suboccipitalis (aus C 1) und in der Tiefe die Arteria vertebralis. Das perivasale Nervengeflecht reagiert äußerst empfindlich auf mechanische Reize, daher ist das Anstechen dieses Gefäßes unbedingt zu vermeiden. Wenn hier überhaupt tief gestochen wird (tiefer als 10 mm) muß die Stichrichtung auf die Mitte der Schneidezähne zielen. Die früheren Angaben über eine Zielrichtung zur gegenseitigen Orbita wurden in den neuesten chinesischen Tafeln im obigen Sinn berichtigt.

Die beiden genannten Punkte haben neben ihrer lokalen Wirkung starken Einfluß auf das vegetative Nervensystem und werden gemeinsam zur Behandlung der vegetativen Dystonie eingesetzt, die ja gerade beim Zervikalsyndrom oft eine entscheidende Rolle spielt.

Bei der *Zervikalgie* ist der Nackenschmerz das führende Symptom. Lokale Punkte: LG 13, B 10 und G 20. Klinisch findet sich hier besonders häufig eine Blockierung im Segment C 2 / 3 mit einer entsprechenden Druckempfindlichkeit in der dorsolateralen Halsregion. Der hier liegende Akupunkturpunkt 3 E 16 ist daher in diesen Fällen indiziert. Lokalisation: am Hinterrand des Musculus sternocleidomastoideus in Höhe des Angulus mandibulae.

Bei Stich in der Frontalebene erreicht die Nadel ohne Gefahr die tiefe dorsale Halsmuskulatur. Fernpunkte: Dü 3, B 60, B 64.

Beim *unteren Zervikalsyndrom* liegt der Schwerpunkt der Behandlung in der zerviko-thorakalen Übergangsregion (C 6—Th 3) und in den Ausstrahlungszonen der oberen Extremität.

Im Zentrum dieser Region liegt der Punkt LG 13, häufigste Lokalisation von Blockierungen in der unteren HWS.

Man sticht diesen Punkt in Richtung nach oben und erreicht in 1—2 cm Tiefe das hier stets schmerzempfindliche Ligamentum interspinosum. Die Punktinjektion mit Procain ist hier besonders wirksam. Gemeinsam mit dem beidseitigen Punkt B 11 („Entspannungspunkt für die gesamte Rückenmuskulatur" nach *Bachmann*) bildet LG 13 das sogenannte „hintere magische Dreieck", wirksam bei allen Rückenschmerzen.

Sitzt der Hauptschmerz etwas tiefer, kann der Punkt LG 12 dazugenommen werden.

Die Punkte im Bereich der oberen Extremität werden am betroffenen Meridian gewählt. Man palpiert vor allem die Meridianverläufe von Di-, 3E- und Dü-Meridian und wählt die „aktiven Punkte" (Abb. 6).

Besonders zu beachten sind dabei die Quellpunkte (Di 4, 3E 4, Dü 4). Wichtige Punkte am Dickdarmmeridian: Di 10, Di 11, Di 14, Di 15,

am 3E-Meridian: 3E 5 (allgemein wirksamer Punkt, Kardinalpunkt), 3E 8 (Gruppen-Lo-Punkt), 3E 10 und 3E 15,

am Dü-Meridian: Dü 9, Dü 10, Dü 11 (bei vorhandener Druckempfindlicheit).

Bei Wetterfühligkeit sind auf jeden Fall die Punkte 3E 5 und 3E 15 einzubeziehen.

Der Punkt 3E 5 kann auch als Kardinalpunkt zusammen mit G 41 am Anfang und am Ende der Behandlung gestochen werden.

An dieser Stelle muß eine besondere Form von interskapularen Schmerzen erwähnt werden, die häufig im Rahmen eines Zervikalsyndroms auftreten und sich durch besondere Hartnäckigkeit auszeichnen (näheres siehe im Kapitel „Dorsalgie"). Dabei findet sich konstant ein umschriebener Druckpunkt 2 cm paravertebral in Höhe der Dornfortsätze Th 5 oder Th 6, von dem aus der vom Patienten geschilderte Schulterblattschmerz ausgelöst werden kann.

Das gleiche geschieht, wenn man von der Seite her (hinter dem Musculus sternocleidomastoideus) auf die Querfortsätze der untersten Halswirbel drückt („Point sonnette“ nach *Maigne*). Damit wird eine zervikale Genese sehr wahrscheinlich. Hier scheint der im „zervikalen Regelkreis“ genannte Punkt B 39, der in gleicher Höhe mit dem dorsalen Druckpunkt liegt, besonders indiziert zu sein.

Kombination mit anderen Therapieformen

Ohrakapunktur

Die Wirkung der Ohrakupunktur zeichnet sich dadurch aus, daß sie sehr schnell eintritt, allerdings auch weniger lang anhält als die Körperakupunktur. Gerade deshalb können sich beide Methoden, besonders bei akuten Schmerzzuständen, sinnvoll ergänzen.

Man geht dabei am besten so vor, daß man nach Abschluß der Schmerzpunktpalpation im Körperbereich und deren Dokumentierung das Ohr auf aktive Punkte untersucht und hier mit der Behandlung beginnt.

Manuelle Therapie

In der Pathologie der Halswirbelsäule spielen Blockierungen eine hervorragende Rolle. Die Erfolge der Manuellen Therapie sind hier so gut, daß bei einer eindeutigen und für das vorliegende Schmerzsyndrom relevanten Blockierung die Manipulation den Vorrang haben kann.

Bei „harten“ Blockierungen (ohne „freie Richtung“), die eine sofortige Manipulation nicht erlauben, kann eine vorangehende Akupunktur durch lokale und allgemeine Relaxation die Ausgangsposition für eine Manuelle Therapie wesentlich verbessern.

Akupunktur im Anschluß an eine manuelle Behandlung dient einerseits der Stabilisierung des Erfolges und ergänzt die Therapie, wenn Restbeschwerden zurückgeblieben sind.

Kommt man einmal mit der Akupunkturbehandlung allein nicht recht weiter, ist daran zu denken, daß eine (mechanische) Blockierung vorliegen könnte, die manuell gelöst werden muß.

Neuraltherapie

Bei einem therapieresistenten Zervikalsyndrom ist immer auch an das mögliche Vorhandensein eines *Störfeldes* zu denken, das die Therapie blockiert. Auch wenn man das Störfeld nicht als „Krankheitsursache“ betrachtet, so stellt es doch oft einen mitverantwortlichen Krankheitsfaktor dar, den man nach Möglichkeit ausschalten oder wenigstens „zum Schweigen“ bringen sollte.

Allgemeine Begleitmaßnahmen

Bei schweren Schmerzzuständen ist die kurzfristige Behandlung mit einem wirksamen Analgetikum nicht zu vermeiden. Eine Schaumstoffkrawatte bringt in allen Fällen Erleichterung durch Ruhigstellung, leichte Extension und Schutz vor Zugluft. Eine gezielte Krankengymnastik soll das Rezidivieren einer Blockierung verhindern und bei Hypermobilität eine muskuläre Stabilisierung erzielen.

2. Die schmerzhafte Schulter

Schulterschmerzen sind ein vieldeutiges Symptom, dessen Zuordnung nicht immer leicht ist.

Es kann sich dabei um reine Projektionsschmerzen handeln, wie sie bei Erkrankungen der Thoraxorgane (Herz, Lunge) und der Oberbauchregion (Gallenblase) häufig beobachtet werden.

Die Schulter kann aber auch Hauptlokalisation eines Zervikalsyndroms sein. Manche Autoren nehmen sogar an, daß bis zu 80% der Schulterschmerzen eine zervikale Genese haben.

Auch die anatomisch greifbaren Veränderungen bei der eigentlichen Periarthritis humeroscapularis werden vielfach mit einem vertebragenen Reizzustand in Verbindung gebracht.

Im Gegensatz zum chronischen Verlauf der Periarthritis humeroscapularis steht die „akute Schultersteife". Dieses dramatische Krankheitsbild entwickelt sich oft wenige Tage nach einem relativ geringfügigen Trauma (Sturz auf die Schulter oder auf den ausgestreckten Arm) oder auch nach bloßer Zuglufteinwirkung. Heftige, besonders nachts auftretende Schmerzen zwingen den Kranken zur absoluten Ruhighaltung seiner Schulter. Schon nach kurzer Zeit kommt es zu einer Atrophie der abduzierenden Muskulatur (Musculus deltoideus, Musculus supraspinatus), bald auch zu einer Schrumpfung und Verdickung der Gelenkskapsel („capsulite retractile" nach *de Sèze*). Die Folge davon ist eine komplette Versteifung im Humeroskapulargelenk, die auch nach Abklingen der Schmerzen zunächst weiterbesteht („frozen shoulder").

Erst nach 1—1½ Jahren tritt eine Restitutio ad integrum oder zumindest eine weitgehende Wiederherstellung der Funktion ein. Vielfach ist die akute Phase von vegetativen Symptomen begleitet, einer blaß-lividen Hautfarbe, Parästhesien und Schwellung der Finger und vermehrter Schweißbildung an der Handfläche.

Die Erkrankung erfordert zunächst eine absolute Ruhigstellung, lokale Kälteanwendung und den Einsatz starker Analgetika.

Infiltrationen an den typischen Schmerzpunkten des Gelenkes können den Verlauf der Erkrankung abkürzen und die frühzeitige Mobilisierung durch eine aktive Übungstherapie ermöglichen.

Die Periarthritis humeroscapularis spielt sich nicht im Gelenk selbst, sondern im periartikulären Sehnengewebe ab. Betroffen sind vor allem das Einstrahlungsgebiet des Musculus supraspinatus in die Rotatorenmanschette, die Bursa subacromialis, der korako-klavikulare Bandapparat und die lange Bicepssehne. Die regressiven Veränderungen im Sehnengewebe führen zu örtlichen Nekrosen mit nachfolgender Kalkeinlagerung. Diese Kalkmassen können in die Bursa subacromialis einbrechen und einen hochakuten Reizzustand verursachen. Die Sehnen können partiell, im höheren Alter auch total, rupturieren. Wesentliche Funktionsausfälle treten dabei allerdings nicht auf, weil in diesem Stadium die lange Bicepssehne bereits in ihrem Gleitlager festgewachsen ist und der Ausfall des Musculus supraspinatus durch andere Muskeln kompensiert wird.

Klinisch führen die geschilderten degenerativen Vorgänge zu einer Behinderung der Abduktion, besonders in jener Bewegungsphase, wo der Humeruskopf unter das Akromion gleitet. Typischerweise ist die Behinderung der Abduktion durch eine gleichzeitige Außenrotation des Armes wesentlich geringer (Abduktionsphänomen).

Bei der Periarthritis humeroscapularis kann man durch eine Infiltration der hauptsächlich betroffenen Gewebe mit Xyloneural unter Zusatz von Cortison entscheidend in den Krankheitsprozeß eingreifen. Besonders die Injektion in die Bursa subacromialis bringt oft eine schlagartige Besserung der Schmerzen und ermöglicht eine sofortige Aufnahme der Übungsbehandlung.

Bei jedem Schulterschmerz müssen auch die Nebengelenke der Schulter, das Akromioklavikulargelenk und das Sternoklavikulargelenk genau untersucht werden. Findet man hier eine deutliche Schmerzhaftigkeit, sind auch diese Gelenke mitzubehandeln.

Die Untersuchung der Schulter

Bei der Funktionsprüfung läßt man den Patienten zunächst Alltagsbewegungen durchführen wie das Greifen an den Hinterkopf (kämmen) und den Kreuzgriff (Schürzenband binden).

Anschließend werden die Grundbewegungen der Abduktion (unter Fixation des Schulterblattes!), die Elevation nach vorne und die Außen- und Innenrotation bei adduziertem Oberarm geprüft.

Läßt man diese Bewegungen gegen Widerstand durchführen, kann man die betroffenen Muskeln identifizieren und ihre Kraft einzeln prüfen.

Die anschließende *Schmerzpunktpalpation* konzentriert sich vor allem auf die typischen Schmerzpunkte:
Tuberculum majus (mit Supraspinatussehne) = Punkt Di 15, Sulcus intertubercularis (Gleitlager für die lange Bizepssehne), Processus coracoideus (Ursprung des Ligamentum coraco-acromiale und Insertionsstelle der kurzen Bizepssehne und Musculus pectoralis minor), Acromio-clavicular-Gelenk (Druck von oben auf den Gelenksspalt).

Da die Halswirbelsäule an den meisten schmerzhaften Prozessen in der Schulter zumindest mitbeteiligt ist, muß sie unbedingt in die Untersuchung miteinbezogen werden (siehe Kapitel Zervikalsyndrom).

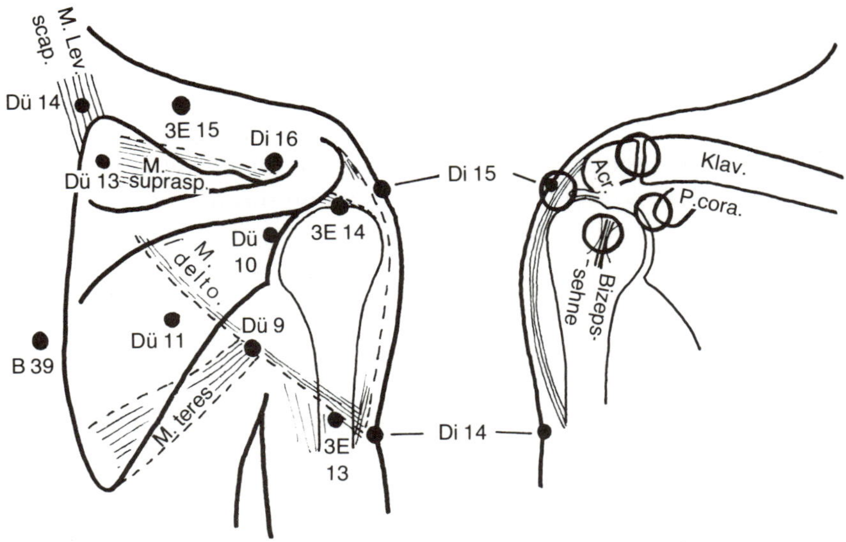

Abb. 8: Akupunkturpunkte und Schmerzpunkte (re) der Schultergegend

Akupunkturbehandlung

Schmerzareal und Schmerzzentrum ergeben sich aus den Angaben des Patienten und aus dem erhobenen Palpationsbefund:

a) vorne—oben
b) hinten—oben
c) über dem Schulterblatt
d) an der Vorderseite des Gelenkes.

ad a) Das Schmerzzentrum befindet sich über dem Tuberculum majus, unter dem Acromion. Der betroffene Meridian ist hier der Dickdarm-Meridian mit den Punkten Di 15 (Hauptpunkt bei Schulter-Arm-Schmerzen), Di 14, (Ansatz des Musculus deltoideus), Di 16 (Supraspinatussehne).

ad b) Der betroffene Meridian ist hier der 3E-Meridian mit den Punkten 3E 14 (unter dem Acromion, über der Hinterseite des Humeruskopfes), 3E 13 (an der Hinterseite des Humerusschaftes, am Unterrand des Musculus deltoideus über dem Musculus triceps), 3E 15.

ad c) Der betroffene Meridian ist der Dünndarm-Meridian mit den Punkten: Dü 9, Dü 11, Dü 13, Dü 14, dazu B 39.

ad d) Die Schmerzpunkte an der Vorderseite der Schulter liegen über dem Sulcus intertubercularis, Gleitlager der langen Bizepssehne, am Processus coracoideus und über dem Akromioklavikulargelenk.

In dieser Region gibt es scheinbar keinen klassischen Akupunkturpunkt, sondern nur die „Punkte außerhalb der Meridiane" 127 (lat. vom processus coracoideus) und 128 (unter dem vorderen Ende des Akromions) — beide mit der Indikation „Schulterschmerz".

Als wichtigster Punkt der Schulterregion gilt der Punkt *Di 15*. Seine Lage wird allerdings verschieden angegeben. Auf neuesten chinesischen Tafeln ist er lateral zwischen Akromion und Humeruskopf eingezeichnet, entsprechend der Einstichstelle bei Infiltrationen der Bursa subacromialis.

Bei *Bachmann* wird seine Lage über dem Processus coracoideus angegeben, während der Punkt Di 16 an der Vorderseite der Articulatio acromio clavicularis zu liegen kommt.

Auf chinesischen Tafeln befindet sich dieser Punkt Di 16 an der Oberseite der Schulter im Winkel zwischen Spina scapulae und Akromion.

Diese differenten Angaben beweisen indes nur, daß alle diese Punkte wichtig sind, und es wäre zu überlegen, ob man sie nicht alle als Regelpunkte akzeptieren sollte, indem man den Punkt Di 15 in 3 spezielle Lokalisationen auflöst: einen

Di 15/*a* für das *Ak*romioklavikulargelenk

Di 15/*b* für die *Bu*rsa subacromialis

Di 15/*c* für das *Ko*rakoid,

während dem Punkt Di 16 die auf chinesischen Tafeln angegebene Lage vorbehalten bleibt.

Der Punkt *B 39* bedarf gleichfalls einer Erläuterung. Er liegt eine Handbreit seitlich vom Unterrand des Dornfortsatzes Th 4 innerhalb des medialen Skapularrandes über dem Musculus rhomboideus (Innervation aus den zervikalen Segmenten C 4/ C 5).

Da in diesem Abschnitt der BWS die Dornfortsätze schon um mehr als eine Wirbelhöhe tiefer liegen als der zugehörige Brustwirbel, befindet sich dieser Punkt im 5. Interkostalraum. Da es für ihn 3 verschiedene Bezeichnungen gibt (B 39 nach *Bischko*, B 38 nach *Bachmann*, B 43 nach chinesischen Tafeln), soll hier zur Vermeidung von Mißverständnissen auch der chinesische Name *Gaohuang* genannt werden.

Die Hauptindikation des Punktes B 39 sind allgemeine Schwächezustände, Anämie und Rekonvaleszenz. Außerdem wirkt er, ebenso wie die in den beiden nächsthöheren Etagen liegenden Punkte des äußeren B-Astes, auf Schmerzzustände der hinteren Schulterregion.

Der Punkt B 39 liegt in gleicher Höhe mit dem Punkt B 14, der identisch ist mit dem von *Maigne* ausführlich beschriebenen „Point interscapulo vertebrale" (siehe Kapitel Zervikalsyndrom). Er sollte bei allen Schmerzen in der Interskapularregion gemeinsam mit dem zugehörigen Huatuo-Punkt gestochen werden.

Strahlen die Schmerzen in den Arm oder in die Hand aus oder werden bei der Schmerzpunktpalpation druckempfindliche Punkte in dieser Region gefunden, wird auch die gesamte obere Extremität in die Behandlung einbezogen. Außer den palpato-

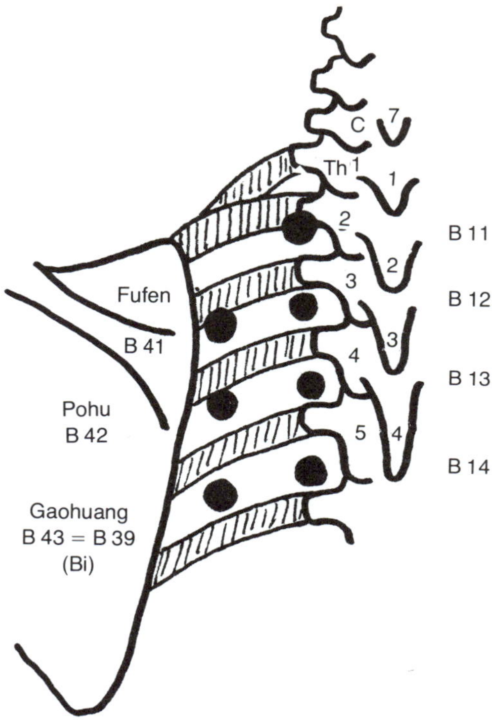

Abb. 9: Topographie des Punktes B 39

risch gefundenen Schmerzpunkten sticht man im betroffenen Meridian den Quellpunkt (Di 4 bzw. 3E 4, Dü 4). Will man einen Energieausgleich gegenüber dem gekoppelten Meridian erzielen, sticht man dazu dessen Lo-Punkt. Also:

Quellpunkt Di 4 und Lo-Punkt Lu 7
Quellpunkt 3E 4 und Lo-Punkt KS 6
Quellpunkt Dü 4 und Lo-Punkt H 5

Eine gemeinsame Wirkung auf alle 3 Yang-Meridiane der oberen Extremität erzielt man über deren Gruppen-Lo-Punkt *3E 8*.

Da Schulterschmerzen in den meisten Fällen mit der Halswirbelsäule in Zusammenhang stehen, sind entsprechende Vertebralpunkte in die Behandlung einzubauen.

Hauptpunkt ist hier *LG 13* allein oder in Verbindung mit weiteren zervikalen Punkten.

Fernpunkte

Sie liegen entweder am Ende des betroffenen Meridians oder an der unteren Hälfte des nach der altchinesischen Einteilung zuständigen Meridianpaares: Di—M, 3E—G, Dü—B.

Für das Schmerzbild a), dominiert durch den Dickdarm-Meridian, werden somit Punkte auf dem Magen-Meridian gewählt. In Betracht kommen wahlweise die Punkte:
M 36 (zugleich allgemein wirksamer Punkt)
M 37 (chinesische Literatur: „drainiert das Yang nach unten")
M 41 (Ton. Punkt, nach *Bachmann:* „Myogelosen im Schulterbereich")
M 38 (nach einer neueren Publikation)

Für das Schmerzbild b) (Meridian 3E) die Punkte:
G 34 (Muskulatur, Halbseitensyndrom)
G 38 („Rheumatische Beschwerden der oberen und unteren Extremität")

Für das Schmerzbild c) (Meridian Dünndarm) die Punkte:
B 65 („Nacken, Wirbelsäule, Periarthritis")
B 64 („Umherziehende Schmerzen, Verschlimmerung bei Wetterwechsel")
B 60 („in Rücken und Schulter ausstrahlende Schmerzen")

Bei *hochakuten Schmerzzuständen,* wie sie vorstehend beschrieben wurden, wird nur vom *Fernpunkt* aus behandelt, evtl. nur von dem der Gegenseite. Durch starke Stimulation erzielt man eine „Ableitung der Energie" aus dem Erkrankungsgebiet.

Örtlich behandelt man in diesen Fällen nur die Randzonen des Schmerzareals, also Punkte am Arm oder über der HWS.

Die Kombination mit *Ohrakupunktur* erscheint hier besonders angezeigt.

Sondermeridiane (außergewöhnliche Gefäße)

Besteht ein allgemeiner Energiemangel, ein Zustand, wo es nichts mehr zum „Umverteilen" gibt, werden Sondermeridiane eingeschaltet, die aus traditioneller Sicht als Energiereservoire gelten.

Im vorliegenden Fall kommen in Betracht:
Tae-Mo mit dem Einschaltpunkt (Kardinalpunkt) G 41,
Yang-Oe mit dem Kardinalpunkt 3 E 5.

In der traditionellen chinesischen Medizin werden noch folgende Überlegungen angestellt:

Da bei der Periarthritis humeroscapularis Muskeln und Sehnen besonders betroffen sind, wird der Funktionskreis der Leber angesprochen (in diesem speziellen Fall auch wegen der Schmerzprojektion in die Schulter bei Oberbaucherkrankungen):
Shu-Punkt B 18, Mu-Punkt Le 14, Quellpunkt Le 3, Lo-Punkt Le 5.

In der hochakuten Schmerzphase wird „Abkühlung" angestrebt durch die antiken „Kältepunkte" Di 2, 3E 2, Dü 2.

Im Gegensatz dazu wird bei der Frozen shoulder „angeheizt" mit den antiken „Hitze-Shu-Punkten" Di 5, 3E 6, Dü 5.

Außerdem werden in diesem Fall die Hauptpunkte: Dü 10, 3E 14, 3E 15, Di 14, Di 15 und Di 16 mit Moxa angewärmt.

3. Die Epikondylopathie

Schmerzen im Bereich des Epicondylus humeri betreffen in etwa 90% die Radialseite und nur in 10% die Ulnarseite.

Sie beruhen in den allermeisten Fällen auf einer Insertionstendinopathie der hier entspringenden Strecker bzw. Beuger der Hand.

Da es sich dabei weder klinisch noch histologisch um eine Entzündung handelt, wurde die ursprüngliche Bezeichnung Epikondylitis verlassen und durch verschiedene andere Bezeichnungen ersetzt, wie Epikondylose, Epikondalgie, Epikondylopathie.

Obwohl jede dieser Bezeichnungen eine gewisse Berechtigung hat, soll hier der Begriff „Epikondylopathie“ als Synonym für „Epikondylitis“ verwendet werden.

Andere Erkrankungen im Ellbogenbereich, wie rheumatische oder spezifische Entzündungen, eine aseptische Nekrose des Capitulum humeri, eine Chondromatose oder eine Osteochondritis dissecans, bieten ein anderes klinisches Bild und sind durch die obligate Röntgenuntersuchung und Bestimmung der BSG auszuschließen. Es sind seltene Erkrankungen, die sich, ganz im Gegensatz zur Epikondylopathie kaum für eine Akupunkturbehandlung eignen.

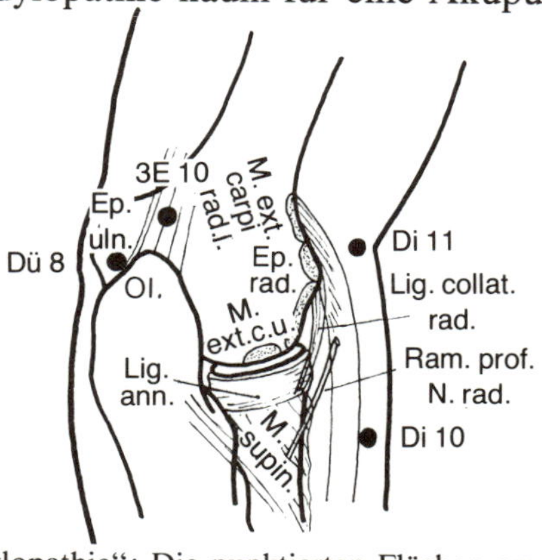

Abb. 10: „Epicondylopathie“: Die punktierten Flächen am Epicondylus radialis markieren den Ursprung der Handgelenksextensoren (Musculus extensor carpi radialis longus et brevis, extensor digitorum communis und extensor carpi ulnaris).

Die Hauptschmerzpunkte befinden sich an der Außenkante und Vorderseite des Epicondylus radialis, am Ligamentum collaterale radii, am Ligamentum anulare und über dem Supinatorschlitz (entsprechend Punkt Di 10).

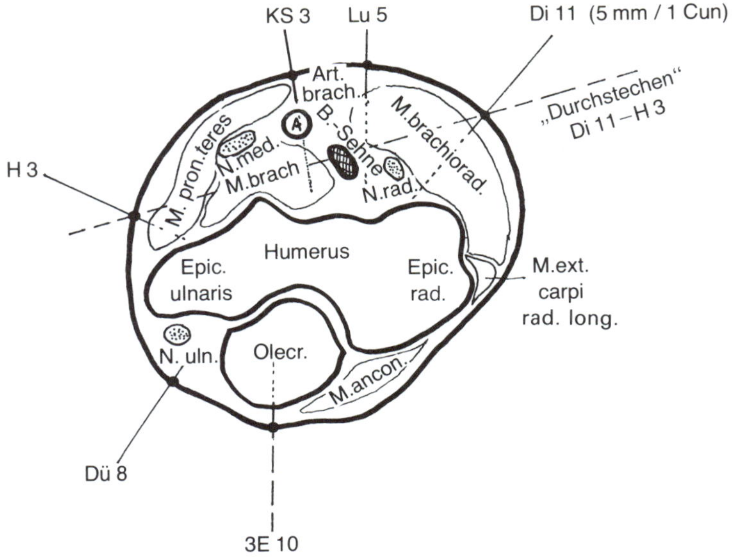

Abb. 11: „Querschnitt durch das distale Humerusende": Aus der Skizze geht hervor, welche Gebilde man in verschiedener Stichtiefe erreicht.

Die ausgezogenen Linien entsprechen der von *Bachmann* angegebenen Stichtiefe von 3—5 mm, die punktierten Linien den chinesischen Angaben, wobei von diesen die unteren Werte genommen wurden. Bei Angaben einer größeren Stichtiefe muß man immer auf die gemeinte Stichrichtung achten. Für den Punkt Di 11 findet man z. B. die Angabe „bis 1½ Cun in Richtung zum Punkt H 3". Vom gleichen Punkt Di 11 kann man in anderer Stichrichtung auch die schmerzhaften Muskelansätze erreichen. Der Punkt 3E 10 wurde in die Schnittebene herunterprojiziert, befindet sich aber in Wirklichkeit bereits proximal vom Olekranon im Bereich der Trizepssehne.

Die Diagnose der Epicondylopathie ergibt sich aus einer umschriebenen Druckempfindlichkeit an der äußeren Kante des Epicondylus radialis, öfter auch über dem Ligamentum collaterale und dem Ligamentum annulare des Radiusköpfchens. Die Muskulatur selbst muß nicht immer druckschmerzhaft sein, obwohl sie in der Regel einen mehr oder weniger stark erhöhten Ruhetonus aufweist.

Nur der Testpunkt Di 10 am Durchtrittspunkt des Ramus prof. nervi radialis durch den Musculus supinator zeigt in der Regel eine erhöhte Druckempfindlichkeit.

Die mit dieser Krankheit verbundene Funktionsstörung ist gleichfalls charakteristisch: die Schmerzen verstärken sich bei Faustschluß und Händedruck, in schweren Fällen wird sogar das Aufheben einer Teetasse unmöglich. Bei allen diesen Handgriffen muß das Handgelenk in Dorsalflexion stabilisiert werden durch Muskeln, die alle am radialen Epikondylus entspringen (Musculus extensor carpi radialis et ulnaris). Ihre Anspannung bedeutet schmerzhaften Zug an den bereits degenerativ veränderten tendoperiostalen Ansätzen.

Die Ursachen einer Epikondylopathie (Ep) sind weniger in einem einzelnen Trauma, als in einer Dauerüberlastung der Muskulatur zu suchen, sei es im Sport oder im Beruf. Die Bezeichnung „Tennisellbogen" besteht höchstens in 10% der Fälle zu Recht. Hier handelt es sich um wiederholte Traumen infolge falscher Schlagtechnik (Back-hand-Schläge) oder Übertraining. Analog dazu gibt es einen „Werferellbogen" bei Speerwerfern, bei denen im Gegensatz zum Tennisellbogen der Epicondylus ulnaris betroffen ist.

In der überwiegenden Mehrzahl der Fälle muß man aber eine monotone Dauerbeanspruchung als Ursache annehmen, wie sie etwa in der Hand- und Armhaltung von Stenotypistinnen gegeben ist. In einer Sonderstudie für diese Berufsgruppe (*Tönnis*) konnte nachgewiesen werden, daß sich in allen Fällen eine erhöhte, elektromyographisch nachweisbare Ruheaktivität im Musculus extensor digitorum findet, die in schweren Fällen erst nach 40 Minuten abklingt. Interessanterweise dauert dieser erhöhte Ruhetonus noch länger an, wenn die Hand in Dorsalflexion gelagert ist.

Offenbar kommt es über propriozeptive Afferenzen zu einer reflektorischen Bahnung des Muskeltonus, also ein Hinweis auf zumindest segmentale Steuerungsmechanismen, die am pathologischen Geschehen beteiligt sind. Die Angaben von *Coward*, daß er durch Reizung des Nervus sinuvertebralis bei Diskographien ganz bestimmte lokalisierte Muskelspasmen auslösen konnte, weisen in die gleiche Richtung.

Dem entspricht auch die klinische Beobachtung, daß in vielen Fällen die Ep kein rein örtliches Geschehen darstellt, sondern als Teilsymptom (wenn auch das führende!) eines Zervikalsyndroms zu betrachten ist. In einer Gemeinschaftsstudie (*Oerke* et al.) wurde in 34% der Fälle ein HWS-Syndrom als „Begleitkrankheit" festgestellt.

Man muß also in jedem Fall von Ep an mehrere ursächliche Faktoren denken:

1. ein sportliches oder berufliches Dauertrauma,
2. eine Mitbeteiligung der HWS als eigentliche Krankheitsursache, zu der dann ein „auslösender Faktor" kommt,
3. eine Mitbeteiligung der HWS, indem sie zunächst sekundär mitbeteiligt wird, in der Folge jedoch das örtliche Geschehen als übrig gebliebener Störfaktor überdauert,
4. eine besondere allgemeine Anfälligkeit gegenüber den Manifestationen des „Weichteilrheumatismus" mit Empfindlichkeit gegenüber Zugluft, Kälte, Feuchtigkeit und
5. eine vegetative Labilität mit gesenkter Schmerzschwelle.

Die übliche Behandlung besteht meistens aus lokalen Infiltrationen mit einem Gemisch aus einem Lokalanästhetikum und einem Cortisonpräparat mit Depotwirkung. Gemeinsam mit flankierenden Maßnahmen, wie mehrwöchige Schonung, Ruhigstellung und physikalische Therapie kann in über der Hälfte der Fälle Beschwerdefreiheit erzielt werden. Es muß aber betont werden, daß eine ungebührlich lange (über 5 Injektionen hinausreichende) Lokalbehandlung mit Cortison nicht nur sinnlos ist, sondern zur örtlichen Gewebeschädigung führen kann. Von den refraktären Fällen entschließt sich ein kleiner Teil zu einem operativen Eingriff. Dieser besteht (nach *Hohmann)* in einer Einkerbung bzw. sichelförmigen Ausschneidung im Bereich der sehnigen Muskelursprünge und dürfte, abgesehen von der erzwungenen Ruhigstellung, durch den Regenerationsreiz der gesetzten Wunde wirksam sein.

Die Ep ist eine gute Indikation für Akupunktur. Aber auch hier kommen die Patienten nicht primär zu dieser Behandlung, sondern erst nach Versagen der oben geschilderten Therapie. Man kann hier mit großer Wahrscheinlichkeit annehmen, daß die Ep kein rein lokales Geschehen, sondern Ausdruck einer umfassenden Störung ist. Man muß daher das ganze Segment einschließlich der HWS auf das Vorhandensein weiterer potentieller Störstellen untersuchen und auch die Gesamtpersönlichkeit des Patienten und seine individuelle Reaktionsweise in Betracht ziehen.

Untersuchung

Die Grundlage für eine Akupunkturbehandlung bildet eine entsprechend erweiterte „westliche Diagnose“. D.h. eine Diagnose, die sich nicht mit der Charakterisierung der Erkrankung etwa als „Epicondylitis humeri radialis“ begnügt, sondern sie womöglich in ihrer gesamten Symptomatik zu erfassen sucht.

Die Untersuchung umfaßt eine Funktionsprüfung und eine Schmerzpunktpalpation zunächst am Schmerzort, dann im Verlauf des oder der betroffenen Meridiane (Segmente) sowie der korrespondierenden Abschnitte der HWS. Schließlich die Beachtung und Beurteilung der Konstitution, vegetativer und psychischer Faktoren sowie auslösender Momente äußerer (z.B. Wetter) oder innerer Herkunft.

Die *Funktionsprüfung* beginnt am Ellbogengelenk. Hier kann sich eine leichte Bewegungseinschränkung im Sinne einer verminderten Überstreckbarkeit finden, die sich allerdings nur im Seitenvergleich feststellen läßt. Von größerer Bedeutung sind Schmerzen, die durch bestimmte Bewegungen provoziert werden:

1. mit dem *Thomsen*schen Handgriff: Der Patient versucht, seine zur Faust geballte Hand gegen den Widerstand des Untersuchers dorsal zu flektieren. Dadurch werden Schmerzen am Epikondylus provoziert.

2. mit dem Mittelfinger-Strecktest: der Patient hält dem Untersucher die gestreckten, gespreizten Finger entgegen. Dieser versucht, den Mittelfinger gegen den Widerstand des Untersuchten nach unten zu drücken. Ein Test, der speziell auf den Musculus extensor digitorum ausgerichtet ist.

Am Handgelenk findet sich mitunter eine Behinderung der Radialduktion und eine Einschränkung der Pro- und Supination infolge einer verminderten Beweglichkeit im distalen Radioulnargelenk. Diese ist insofern von praktischer Bedeutung, als eine Blokkierung in diesem Gelenk manuell schnell zu lösen ist.

Am Schultergelenk wird die Funktion mit den an anderer Stelle beschriebenen Handgriffen getestet.

An der HWS können vor allem Seitneigung und Rotation eingeschränkt sein, Wirbelblockierungen finden sich in den Abschnitten C 5—C 7, auf Sekundärblockierungen ist besonders im Bereich der Kopfgelenke zu achten.

Die nun folgende *Schmerzpunktpalpation* ist die fundamentale Untersuchung für eine beabsichtigte Akupunkturbehandlung. Sie beginnt an den für eine Ep typischen Schmerzpunkten: Epikondylus radialis (bzw. ulnaris), am Radiusköpfchen und über dem Ramus profundus des N.radialis (Punkt Di 10).

Damit ist der *Schmerzort* mit seinem *Schmerzzentrum* festgelegt. Der hier durchziehende oder am nächsten gelegene Meridian ist der *„betroffene Meridian"*.

Die Palpation der übrigen Akupunkturpunkte der Ellbogenregion (Di 11, Lu 5, KS 3, H 3, Dü 8, 3E 10) läßt erkennen, ob noch weitere Meridiane (oder Segmente) mit beteiligt sind.

Bei der radialen Ep ist der Di-Meridian „betroffen", zusammen mit seinem gekoppelten Lu-Meridian, entsprechend dem RM-Segment C 6 (C 5—C 7); um festzustellen, ob die Ep eine rein lokale Störung darstellt, oder ob das gesamte Segment betroffen ist, werden distal- und proximalwärts weitere markante Punkte des Di-Meridians getestet und ihre Druckempfindlichkeit registriert (Di 4, 5, 6, Di 14, 15).

Auf jeden Fall ist auch die untere HWS auf Druckschmerzhaftigkeit der paravertebralen Punkte und der Processus spinosi zu untersuchen, ebenso die Gegend der Kopfgelenke mit ihren Testpunkten B 10 und G 20.

Akupunkturbehandlung

Nachdem nun der Schmerzort mit seinem Schmerzzentrum und die Reichweite des vorliegenden Schmerzsyndroms bekannt sind, werden, entsprechend dem erhobenen Befund, die zu behandelnden Punkte ausgewählt. In Betracht kommen:

1. Das Schmerzzentrum selbst, gleichgültig, ob es einem Akupunkturpunkt, einem Punkt außerhalb der Meridiane, einem Neupunkt oder einem „persönlichen" Punkt entspricht.

2. Akupunkturpunkte im Schmerzgebiet, hier die Punkte Di 11, Di 10 und Lu 5.

3. Lokale Punkte in benachbarten Meridianen: 3E 10 (im Segment C 7), Dü 8 (Segment C 8), besonders wenn sie (auch im Seitenvergleich) druckempfindlich sind.

4. Als lokaler „Oppositionspunkt" der Punkt H 3, zugleich ein Punkt mit guter psychischer Wirkung.

5. Punkte im Verlauf des betroffenen Meridians Di: Die proximalsten und distalsten „aktiven Punkte" zur Eingrenzung der Schmerzzone; z. B. Di 4 und Di 14. Bei Mitbeteiligung benachbarter Meridiane auch Punkte in deren Verlauf.

6. Bei Mitbeteiligung der HWS im Sinne eines Zervikalsyndroms Punkte im entsprechenden WS-Abschnitt, also im Bereich der unteren HWS und des zervikodorsalen Übergangs (LG 13, 13a, B 11, paravertebrale Punkte nach *Hua Tuo*). Bei Druckdolenz im Subokzipitalgebiet auch die Punkte B 10 und G 20.

7. *Fernpunkte:* Nach den Meridianregeln Punkte in den Endabschnitten des betroffenen Meridians oder Punkte auf dem zugehörigen unteren Abschnitt des altchinesischen Meridians Yang-Ming.
Hier kommt vor allem der Punkt M 36 wegen seiner anatomisch analogen Lage (über dem Musculus extensor hallucis longus, der funktionell den Handextensoren entspricht) und seiner breiten Allgemeinwirkung in Betracht. Auch die Punkte G 34 (Meisterpunkt der Muskulatur) und B 60 (allgemeiner Schmerzpunkt) können als Fernpunkte benützt werden.

8. Punkte zum Energieausgleich nach der chinesischen Tradition bei deutlicher Yang-Überfülle eines Meridians: Lo-Punkte, gemeinsam mit dem Quellpunkt des gekoppelten Meridians. (z. B. Di 6—Lu 9). Evtl. auch Verwendung von Gruppen-Lo-Punkten und Kardinalpunkten.

9. Punkte mit allgemeiner Wirksamkeit (bzw. Regelkreise) je nach den vorhandenen „Modalitäten". Z. B. bei Wetterfühligkeit der Punkt 3E 15, gegen Muskelspasmen Le 3, bei allgemeiner Neigung zu rheumatischen Beschwerden die Punkte G 41 und 3E 5 usw.

Nach dieser ausführlichen Erörterung, welche Momente bei der Auswahl der Punkte zu berücksichtigen sind, mag es erlaubt sein,

ein Punktrezept anzugeben, das man natürlich den individuellen Gegebenheiten anpassen muß. Aus den hier genannten Punkten wird man vor allem jene auswählen, die im Bereich von funktionellen Störungen liegen (muskuläre Spasmen!) und die sich bei der Schmerzpalpation als aktuelle Reaktionspunkte zu erkennen geben:

Lokale Punkte: Schmerzzentrum (persönliche Punkte), Di 10, Di 11, Dü 8, Lu 5, H 3.

Abgrenzpunkte: Di 4 und Di 14 (falls diese die äußersten Punkte der Schmerzzone sind).

Segmentale Punkte: Di 15, Di 5, 3E 5, 3E 15.

Vertebralpunkte: LG 13, B 10, G 20.

Fernpunkte: M 36, G 34, B 60.

Es muß noch einmal betont werden, daß solche Rezepte lediglich eine Anzahl wirksamer Punkte offerieren, aus denen je nach dem erhobenen Befund die passenden ausgewählt werden müssen.

Ohrpunkte

Die von *Kropej* vorgenommene Auswertung von 258 Fällen von Ep, die im Ludwig-Boltzmann-Institut für Akupunktur in Wien ambulant behandelt wurden, ergab eine deutlich bessere Erfolgsquote bei Kombination von Ohr- und Körperakupunktur (75% gegenüber 62% bei alleiniger Körper-Akupunktur).

Gestochen werden nur Punkte, die sich — innerhalb der Korrespondenzzone — als aktiv erweisen, also druckempfindlich sind oder bei der elektrischen Detektion einen verminderten Widerstand zeigen. Die Wirkung trat in vielen Fällen in Form eines „Sekundenphänomens" auf, wie es aus der Neuraltherapie bekannt ist. D. h., die Wirkung trat sofort ein, dauerte aber nur 1—2 Tage. Dadurch erscheint die Ohrakupunktur geeignet, akute Schmerzzustände sofort zu kupieren und die Zeit bis zum Wirkungseintritt der Körperakupunktur zu überbrücken.

4. Das Karpaltunnelsyndrom

Die früher übliche Bezeichnung „Brachialgia paraesthetica nocturna“ bringt die wesentlichen Beschwerden dieser Erkrankung zum Ausdruck, ohne allerdings zwischen dem oft recht ähnlichen Zervikalsyndrom und dem peripheren Engpaßsyndrom der Hand zu unterscheiden.

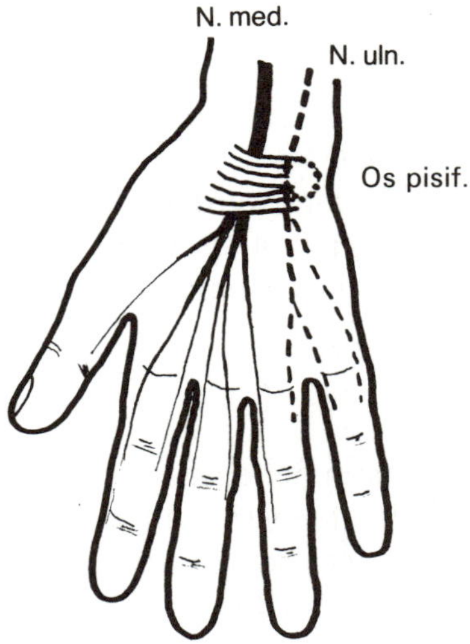

Abb. 12: Durchtritt des Nervus medianus zur Hand unter dem Ligamentum carpi transversum. Der Nervus ulnaris überquert das Handgelenk in einer eigenen Loge (*de Guyon*).

Das Karpaltunnelsyndrom entsteht durch Druck auf den Nervus medianus in einem zu eng gewordenen Karpaltunnel. Dieser Durchtrittskanal für das Gefäßnervenbündel der Hand und die Beugesehnen wird durch das Ligamentum carpi transversum gebildet, das den Zwischenraum zwischen Os pisiforme und hamatum einerseits und naviculare und multangulum majus andererseits überspannt.

Die Ursache, warum es hier zu einer Raumnot kommt, kann eine rheumatische Erkrankung im Handwurzelbereich sein, posttraumatische Veränderungen wie schlecht verheilte Radiusfrakturen oder eine perilunäre Luxation, auch einmal Osteophyten oder ein Ganglion. Sehr oft aber fehlen solche handgreiflichen Veränderungen und man ist genötigt, eine vermehrte ödematöse Schwellung im Bindegewebe oder eine erhöhte Irritabilität im Segment anzunehmen. Man wird daher oft an eine Wechselwirkung zwischen örtlichem Geschehen und vertebragener Irritation denken müssen und die Therapie danach einrichten.

Für das Karpaltunnelsyndrom typisch sind Schmerzen und Parästhesien mit Kältegefühl, die in einer oder beiden Händen empfunden werden, insbesondere im Bereich von Daumen, Zeige- und Mittelfinger (evtl. bis zum Ringfinger). Die Schmerzen treten gerne nachts auf und zwingen den Kranken, sich durch Lageänderung, Reiben und Bewegen Erleichterung zu schaffen. Die Schmerzen lassen sich auch provozieren, wenn man den Patienten seine Arme hochheben läßt. Oft treten schon innerhalb einer Minute die ihm bekannten Schmerzen und Parästhesien auf. Auch Druck auf das Ligamentum carpi transversum bei maximaler Dorsalflexion der Hand kann die Beschwerden auslösen. An objektiven Zeichen findet man häufig eine Atrophie des Thenar und bei der elektrischen Prüfung eine Herabsetzung der Nervenleitgeschwindigkeit.

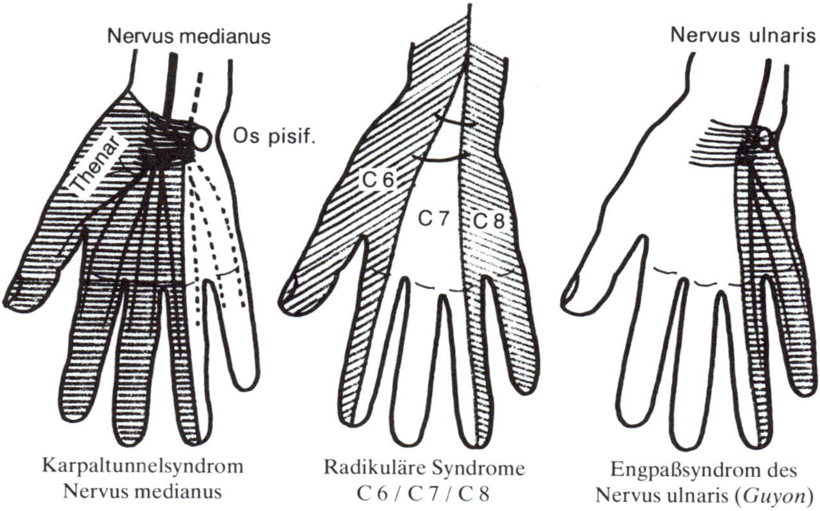

Abb. 13: Differentialdiagnose zwischen radikulären Syndromen (Bild Mitte) und den peripheren Engpaßsyndromen des Nervus medianus und Nervus ulnaris.

Die Abgrenzung gegen ein Zervikalsyndrom nach der topographischen Begrenzung ist nur bei monoradikulären Syndromen möglich, wichtiger ist die Frage nach einem vorausgegangenen Nacken- oder Schulterschmerz und der Nachweis einer segmentalen Störung in der HWS.

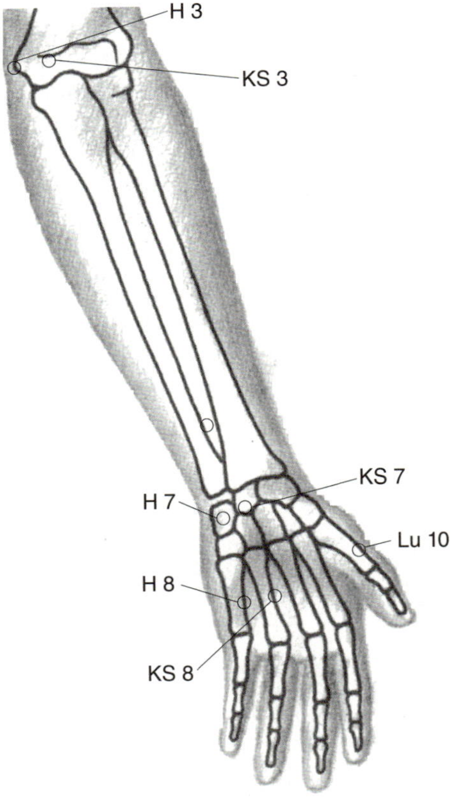

Abb. 14: Akupunkturpunkte beim Karpaltunnelsyndrom

Selten ist ein analoges Syndrom in der benachbarten Loge für den Nervus ulnaris (*Guyon*) mit entsprechenden Beschwerden im 4. und 5. Finger.

Die Behandlung des Karpaltunnelsyndroms ist zunächst konservativ. Wenn von Klinikern als einzig zielführende Behandlung die operative Spaltung des Ligamentum carpi transversum bezeichnet wird, ist dies verständlich, da ja nur jene Fälle in die Klinik eingewiesen werden, bei denen die konservative Behandlung versagt hat.

Bei rheumatischer Genese, ebenso bei vegetativ bedingter Schwellung des perineuralen Bindegewebes ist eine Infiltration mit Procain und Cortison in kleinster Dosis sehr oft erfolgreich.

Ebenso kann auch die Akupunktur durch Schmerzlinderung, Entquellung und Zirkulationsverbesserung Hilfe bringen. Immer ist jedoch darauf zu achten, ob die Erkrankung rein lokal ist oder durch ein Zervikalsyndrom induziert. In solchen Fällen bringt oft erst die Behandlung des gesamten Segmentes oder die Manipulation einer Blockierung in der HWS endgültige Heilung. Von physikalischen Maßnahmen bewährt sich am ehesten die Behandlung mit niederfrequenten Stromimpulsen („Impulsgalvanisation"), über Elektroden oder ein Zellenbad appliziert.

Für die Akupunktur ist der erhobene Befund wegweisend. Als Schmerzzentrum ergibt sich aus der Pathogenese das proximale Ende des Karpaltunnels, also der Punkt *KS 7,* Sedierungs- und Quellpunkt des Meridians KS. Sein gekoppelter Meridian ist der 3E. Von seinem Lo-Punkt 3E 5 holt man nach traditioneller Vorstellung Energie in den betroffenen Meridian KS, der ja alle Zeichen von „Leere" aufweist (Parästhesien, Hypästhesien, Kältegefühl, Muskelatrophie). Da die Schmerzen in die Finger ausstrahlen, gibt man noch einen weiteren Punkt im Verlauf des KS, den Punkt KS 8. Er gilt nach altchinesischen Regeln (antike oder Shu-Punkte) als Hitze-(YONG-)punkt und erscheint auch aus diesem Grund (Kältegefühl) indiziert.

Die Atrophie des Thenar weist auf den Punkt Lu 10 des mitbetroffenen Meridians Lunge, gleichfalls ein „Hitzepunkt". Da die Schmerzen oft in den Unterarm ausstrahlen, ergibt sich als „Schmerzeingrenzung" der Punkt KS 3.

Im Bereich der HWS wird bei Verdacht auf zervikale Genese oder Mitbeteiligung das Segment C 6 und C 7 auf Blockierungen oder schmerzhaft-tastbare Muskelspasmen untersucht und gegebenenfalls mitbehandelt (LG 13a, Hua-Tuo, evtl. B 10 — G 20 — LG 13). Ist der kleine Finger betroffen (Loge de Guyon, Nervus ulnaris), sind die Punkte H 7 (Quellpunkt), H 8 (Hitzepunkt), H 3 und der Lo-Punkt des gekoppelten Meridians Dü 7 geeignet.

Im Bereich der HWS ist dem zerviko-dorsalen Übergang besondere Beachtung zu schenken.

5. Erkrankungen der Sehnen und Sehnenscheiden

5.1 Peritendinitis crepitans (Tendovaginitis crepitans)

Sitz der Erkrankung ist das elastische lockere Bindegewebe, das Sehnen oder Sehnenscheiden umgibt. Die Ursache ist meistens eine Überanstrengung durch monotone Arbeit.

Befallen werden meistens die Muskeln extensor pollicis brevis und abductor pollicis longus, deren Sehnen von der Streckseite des distalen Vorderarms über den Radius zum Daumen ziehen.

Der Patient hat erhebliche Schmerzen bei Bewegungen des Daumens. Entlang der betroffenen Sehnen — noch im Bereich des Unterarms — findet man eine mäßige Schwellung und bei Bewegungen das typische „Schneeballknirschen".

Die Behandlung besteht in Ruhigstellung, Ichthyolverbänden und lokaler Infiltration mit Procain (Xyloneural 1%) unter Zusatz einer *kleinen* Menge Cortison.

Für die Akupunktur benützt man den hier liegenden Punkt Di 6, Lo-Punkt des Dickdarm-Meridians, in Kombination mit dem Quellpunkt Lu 9. (In diesem Fall entspricht der Verlauf des Sekundärgefäßes genau dem Verlauf der Sehne.)

Zu beiden Seiten der meist strangförmigen Verdickung kann man zusätzlich etwas längere Nadeln subkutan in der Verlaufsrichtung der Sehnen einstechen oder auch im Sinne einer Punktinjektion mit Procain-Cortison infiltrieren. Die Sehnen selbst dürfen dabei nicht angestochen werden.

Eine ähnliche Peritendinitis (= Peritenonitis) kommt auch im umgebenden Gewebe der Achillessehne vor. Hier behandelt man über die Akupunkturpunkte N 3 /4 und B 60.

5.2 Tendovaginitis stenosans (De Quervain)

Hier handelt es sich um eine echte Erkrankung der Sehnenscheide mit fibröser Verdickung ihrer Wand. Dadurch wird die Beweglichkeit für die im gemeinsamen Sehnenfach liegenden Sehnen des Musculus abductor pollicis longus und Musculus extensor pollicis brevis eingeengt.

Die Beschwerden sind meist unbestimmter Natur und werden auf das ganze Handgelenk oder sogar den Arm bezogen, so daß man erst bei genauer Palpation auf den Sitz der Erkrankung stößt. Dann findet man eine typische druckempfindliche Stelle über dem Processus styloideus radii.

Die Akupunkturbehandlung erfolgt über den nächstliegenden Punkt Di 5 (in der Tabatière) und die oben genannten Punkte Di 6 und Lu 9. Die Nadelung kann mit einer lokalen Infiltration von Procain und Cortison kombiniert werden. Sie erfolgt, am besten bei aufgestelltem Daumen, genau in die Sehnenscheide, ohne die Sehne selbst anzustechen, da es sonst zu regressiven Veränderungen im Sehnengewebe kommen kann.

Erst bei Versagen der konservativen Therapie ist die operative Spaltung der Sehnenscheide notwendig.

5.3 Der schnellende Finger

Ebenfalls durch eine stenosierende Tendovaginitis kommt es in Höhe der Fingergrundgelenke zu einer ringförmigen Verdickung der Sehnenscheide und zugleich einer spindelförmigen Anschwellung der Sehne (Musculus flexor digitorum superficialis).

Der Patient spürt bei Beugen oder Strecken des Fingers ein Schnappen oder Schnellen im Bereich der Verengung.

Dieses Schnappen wird oft weiter distal empfunden, so daß man sich über den Sitz der Erkrankung täuschen kann. Die Palpation während der Fingerbewegung schafft hier Klarheit.

Bei Kindern, oft schon bei Säuglingen, gibt es ein ähnliches Passagehindernis in Form des Pollux rigidus.

Eine operative Behandlung ist nicht immer notwendig. Bei sorgfältig durchgeführter Infiltration von Procain mit etwas Cortison in die Sehnenscheide kann es zu einer Spontanrückbildung des Sehnenknötchens kommen.

Auch die Akupunktur hat hier, evtl. kombiniert mit einer Punktinjektion, gute Chancen.

Man wählt, je nach dem befallenen Finger, die Punkte H 7 und H 8, KS 7 und KS 8 und Lu 9 und Lu 10 sowie örtliche Nadeln beiderseits der Sehnenverdickung.

5.4 Ganglien

Ganglien sind zystische, mit einer Gallerte gefüllte, kugelige Gebilde, die sich im Zusammenhang mit Gelenken und Sehnenscheiden bilden. Sie sind glattwandig, nicht mit der Haut verwachsen, aber mit der Unterlage verbunden. Ihre glatte Oberfläche und prallelastische Konsistenz unterscheidet sie von echten Tumoren. Am häufigsten sitzen sie am Handgelenk und in der Kniekehle, wo sie oft zu beträchtlicher Größe anwachsen und die Bewegung behindern können.

Größere Zysten sind operativ zu entfernen. Bei den kleinen Ganglien am Handgelenk oder am Fußrücken kann man eine Akupunkturbehandlung versuchen, indem man 3—4 Nadeln neben und schräg unter die Geschwulst sticht.

5.5 Achillodynie

Mit der Zunahme des Spitzensports in den letzten Jahrzehnten haben die Erkrankungen der Achillessehne stark zugenommen und sind zu einem sportärztlichen Problem geworden.

Es handelt sich um Schmerzen im Bereich der Achillessehne, die meistens auf eine Entzündung im Peritenon infolge Überanstrengung zurückzuführen sind. Es besteht dabei eine lebhafte Druckempfindlichkeit beiderseits der Achillessehne, manchmal auch palpatorisch wahrnehmbares Krepitieren.

Differentialdiagnostisch abzugrenzen sind Teilrupturen der Sehne sowie Sehnenrisse, bei denen die Sehne des Musculus plantaris stehen geblieben ist, also kein vollständiger Verlust der Plantarflexion eintritt.

Andere Schmerzursachen am Ansatz der Achillessehne sind leichter abzugrenzen, wie der hintere Fersensporn, eine Bursitis subachillea und die rheumatische Entzündung beim Morbus Bechterew.

Infiltrationen mit Cortison sollen immer unter starker Verdünnung mit einem Lokalanästhetikum erfolgen und dürfen niemals in die Sehne selbst gelangen. Erhöhung der Absätze zur Entspannung der Sehne bringt eine gewisse Erleichterung, ebenso die Anlegung stützender Verbände.

Gerlach, Herget et al. konnten bei Spitzensportlern, die bis dahin erfolglos behandelt worden waren, mit Akupunktur in $\frac{1}{4}$ der Fälle volle Heilung, in weiteren $\frac{2}{3}$ eine Besserung erzielen.

Die dabei verwendeten Punkte waren: B 60, B 61, B 58, B 57, N 3, N 5. Die Behandlung erfolgte 2—3mal wöchentlich.

Auch im Wiener Ludwig-Boltzmann-Institut für Akupunktur hat sich die Akupunkturbehandlung bei der Achillodynie bewährt:

Es werden etwas längere Nadeln beiderseits parallel zur Achillessehne subkutan eingestochen und zwar je eine Nadel vom Punkt B 59 zum Punkt B 60 und vom Punkt N 3 in Richtung N 7 (Auffädeltechnik).

5.6 Fersensporn

Durch eine Überlastung der Plantarmuskeln bei gestörter Statik des Fußes entstehen an der vorderen inneren Kante des Calcaneus schmerzhafte Insertionstendinosen. Reaktiv entwickelt sich an dieser Stelle eine spornartige Knochenneubildung.

Die Behandlung besteht in der Abstützung des Fußes mit Entlastung der schmerzhaften Fersenpartie und örtlicher Infiltration einer Xyloneurallösung mit Zusatz einer geringen Menge Cortison-Kristallsuspension.

Die Akupunkturbehandlung erfolgt durch sternförmiges Einstechen von Nadeln in Richtung zum Fersensporn und in die Plantarmuskulatur (Unterhalb vom Punkt N 2).

6. Dupuytrensche Kontraktur

Die Erkrankung befällt vorwiegend Männer im 5. und 6. Lebensjahrzehnt. Durch Schrumpfung der Palmaraponeurose in ihrem distalen Anteil kommt es zu einer langsam zunehmenden Beugekontraktur, vor allem des 4. und 5. Fingers, seltener auch des Mittelfingers.

Es bilden sich sehnige Stränge, die mit der Haut verwachsen und diese narbenförmig einziehen. Die Beugesehnen selbst sind nicht betroffen, so daß die Beweglichkeit im Endglied der Finger frei bleibt.

Über die Ätiologie wurde viel gerätselt. Eine erbliche Disposition ist wahrscheinlich, die Überbeanspruchung der Hand scheint nur auslösend zu wirken. Heute glaubt man vielfach, daß ein vorangegangenes Zervikalsyndrom über neurovaskuläre Störungen eine ursächliche Rolle spielen könnte.

Die konservative Behandlung hat nur am Beginn der Erkrankung Aussicht auf Erfolg. Neben einer physikalischen Behandlung (warme Handbäder, Packungen, Massage, Jontophorese usw.) werden örtlich Infiltrationen mit einem Lokalanästhetikum unter Zusatz von etwas Cortison in die subkutan liegenden Knoten und Stränge empfohlen. Intern werden hohe Gaben von Vitamin E verabreicht.

In späteren Stadien kann nur mehr die Operation die Gebrauchsfähigkeit der Hand wiederherstellen. Die einfache Diszission narbiger Stränge genügt nur selten, in der Regel muß ein Teil der Palmaraponeurose entfernt werden. Die entstehenden Hautdefekte erfordern oft eine plastische Deckung. Rezidivneigung und eine manchmal auftretende *Sudeck*sche Dystrophie trüben die Prognose der Operation.

Im Anfangsstadium der Erkrankung, also in ihrer reversiblen Phase, hat auch die Akupunkturbehandlung eine Chance.

Die krankhaften Veränderungen liegen genau auf dem H- bzw. KS-Meridian. Die Lokalpunkte sind beim Befall des 4. und 5. Fingers H 8 und KS 8, letzterer besonders bei Miterkrankung des Mittelfingers.

An diesen Punkten sticht man mehrere Nadeln von der Seite her unter die verdickten Bindegewebestränge. Statt senkrecht eingestochener Nadeln kann man auch etwas längere Nadeln flach subkutan in der Längsrichtung vorschieben. Dadurch wird ein stärkerer lokaler Effekt erzielt. Im proximalen Meridianverlauf werden die beiden Quellpunkte H 7 und KS 7 (volare Handgelenksfurche) gestochen. Im Sinne eines Energieausgleiches fügt man die Lo-Punkte des jeweils gekoppelten Meridians Dü 7 und 3E 5 hinzu. Der zuletzt genannte Punkt (3E 5) wird auch als allgemein wirksamer Punkt verwendet, zusammen mit G 41 als Fernpunkt. Beide Punkte sind Kardinalpunkte und können als solche paarweise am Anfang und am Ende des Programms eingesetzt werden, jedoch nur vom Erfahrenen!

Zur allgemeinen Durchblutungssteigerung in der Hand können die Punkte Di 4 und Dü 4 eingesetzt werden.

Der Punkt G 41 ist hier in mehrfacher Hinsicht interessant.

Er ist ein allgemein wirksamer Punkt bei allen „rheumatischen Erkrankungen“ der oberen und unteren Extremität, er liegt als Fernpunkt anatomisch korrespondierend zwischen 4. und 5. Metatarsale und er ist Kardinalpunkt in dem bei allen rheumatischen Erkrankungen zuständigen Sondermeridianpaar Tae Mo und Yang-Oe.

Die Kompetenz dieses Punktes findet eine überraschende Bestätigung durch die Tatsache, daß in etwa 5% aller Fälle von *Dupuytren*scher Kontraktur auch die Plantaraponeurose miterkrankt und zwar ebenfalls im Bereiche des 4. und 5. Metatarsalknochens. Dadurch erscheint eine pathogenetische Zusammengehörigkeit der beiden Regionen erwiesen.

Ist gleichzeitig ein Zervikalsyndrom vorhanden oder wird anamnestisch davon berichtet, muß auch die HWS mitbehandelt werden (siehe „Zervikalsyndrom“).

Eine Kombination mit anderen Behandlungsmethoden ist zu empfehlen: so kann man statt der Nadelung an den Hauptpunkten der Erkrankung eine Punktinjektion mit einem Lokalanästhetikum unter Zusatz von etwas Cortison vornehmen. Dazu physikalische Maßnahmen und intern Gaben von Vitamin E.

7. Erkrankungen der Hand- und Fingergelenke

7.1 Chronische Polyarthritis

Zu den ersten Manifestationen einer chronischen Polyarthritis gehören Entzündungen der Handgelenke und der Fingergelenke. Hier sind in charakteristischer Weise die Metakarpophalangealgelenke betroffen, erst in zweiter Linie die proximalen Interphalangealgelenke.

In fortgeschrittenen Fällen kommt es zu Subluxationen der Finger mit ulnarer Deviation, zu Schwanenhals- und Knopflochdeformation und oft sogar zu Sehnenrissen. Das Endstadium ist dann eine schwer deformierte Hand mit Zerstörung der Gelenke bis zur Ankylose.

Eine Akupunkturbehandlung ist hier nur mit großer Vorsicht durchzuführen, solange der Prozeß akut, die BSG*) stark beschleunigt und die Rheumaserologie positiv ist. Nach Abklingen der akuten Entzündung kann man die Schmerzen durch Akupunktur ganz gut beeinflussen.

Hier kommen vor allem lokale Punkte in Betracht:
für das Handgelenk: 3E 5, Di 4, Di 5, Dü 5, 3E 4
für Hand und Finger: 3E 5, Di 4, Dü 4
und als allgemein wirksame Punkte: Le 2, G 41, G 43 (Fernpunkte).

Im Bereich der Finger hat sich der kurze Stich (OU-ROU) bewährt. Man sticht dabei die Nadel ganz kurz an den seitlichen Partien der Fingergelenke (entsprechend dem Ende der Beugefalte) bis zur Gelenkskapsel ein und zieht sie sofort wieder zurück.

7.2 Arthrose

Arthrotische Veränderungen entwickeln sich im Gefolge von Verletzungen (z. B. Kahnbeinbruch, Radiusfraktur) oder durch Mikrotraumen bei bestimmten beruflichen Tätigkeiten. Hier ist besonders das *Daumensattelgelenk* befallen.

---

*) Blutkörperchensenkungsgeschwindigkeit

Röntgenologisch besteht eine Verschmälerung des Gelenksspalts, eine Sklerosierung der gelenksnahen Knochenanteile und ausgeprägte Osteophyten. Die Muskulatur des Daumenballens atrophiert häufig.

Heberden-Arthrose: Vorwiegend bei Frauen ab dem 5. Lebensjahrzehnt bilden sich an der Dorsalseite der Finger-Endgelenke derbe Knoten ohne Anzeichen einer Entzündung *(Heberden*sche Knoten). Man betrachtet sie als Reaktion auf degenerative Vorgänge im Bereich der Gelenke.

Ähnliche Knötchen finden sich, allerdings wesentlich seltener, auch an den proximalen Interphalangealgelenken und werden hier als *Bouchard-Arthrose* bezeichnet.

Akupunktur

Die Arthrose des Daumensattelgelenkes wird über die anatomisch nächstgelegenen Akupunkturpunkte behandelt, also: Di 5, Di 4, Lu 9, KS 7 sowie 3E 5.

Da hierbei oft auch eine Adduktionskontraktur des Daumens besteht, kommt hier dem Punkt Di 4 eine besondere Bedeutung zu. Bei senkrechtem Einstich erreicht man in der Tiefe den kontrakten Musculus adductor pollicis, dessen Relaxation erwünscht ist.

Für die *Heberden*-Arthrose bewährt sich die direkte Nadelung der Knötchen nach der OU-ROU Methode (s. o.) und das Beklopfen mit dem Pflaumenblütenhämmerchen.

8. Sudecksche Dystrophie

Die Bezeichnung „posttraumatische Reflexdystrophie (*Sudeck*)“ enthält die wesentlichen Merkmale dieser Erkrankung. Sie befällt die obere oder untere Extremität als „Zweitkrankheit“ nach einem Trauma (Fraktur oder Weichteilverletzung), wobei besonders die Unterbrechung des Heilungsvorganges durch mangelhafte Ruhigstellung oder durch einen nochmaligen Repositionsversuch einer schlecht stehenden Fraktur auslösend wirken kann. Dadurch kommt es auf dem Reflexweg zu einer Irritation des vegetativen Nervensystems mit Fehlleistungen in der Vasomotorik (zuerst Vasodilatation, dann Vasokonstriktion), der Sensibilität und der Homöostase.

Als Frühzeichen tritt zwischen 3. und 7. Tag nach der Verletzung ein „brennender Spontanschmerz“ auf, den der Patient in der Tiefe empfindet, in Gelenken, in der Muskulatur, seltener auch im Knochen. Es folgt eine diffuse Schwellung der Gliedmaßen, die Haut ist gerötet oder livide verfärbt, die Hauttemperatur erhöht. Frühzeitig tritt eine dissoziierte Empfindungsstörung auf, die distal stärker ausgeprägt ist. Sie besteht in einer Hyperalgesie und Hyperreflexie, begleitet von einer Hypästhesie und Hypothermästhesie. Dieses akute Stadium ist geprägt von einem heftigen, die Ruhighaltung erzwingenden Spontanschmerz, Weichteilödem, Hyperämie und Hyperthermie. In schweren Fällen sind nicht nur die distalen Gebiete, sondern die gesamte Extremität erfaßt. Schon im Akutstadium läßt sich histologisch die Mitbeteiligung des Knochens nachweisen. Zahlreiche Kapillaren sind infolge des umgebenden Ödems verschlossen, während die arteriovenösen Anastomosen offen stehen. Die Zunahme der Gewebsazidität führt zu einem Abbau der Spongiosa, nach einigen Wochen folgen die, im Röntgenbild sichtbaren fleckigen Entkalkungen. Mit der Abkühlung des akuten Prozesses folgt das Stadium der Dystrophie, an die Stelle der Entzündung tritt eine allgemeine Fibrose. Gelenkskapseln und Bänder schrumpfen, die Muskeln atrophieren, die Schwellung geht zurück, die Extremität wird kühl, die Haut blaßgrau.

Die *Sudeck*sche Erkrankung kann in 2—3 Monaten abheilen, doch geht etwa $\frac{1}{3}$ der Fälle in das chronische Stadium über und endet mit einer Defektheilung.

Der gesetzmäßige Ablauf der Erkrankung erlaubt die Einteilung in 3 Stadien:
SUDECK I: Schmerz, Ödem und Hyperämie
SUDECK II (Dystrophie): Minderdurchblutung, Blässe, Fibrose, Bewegungsverlust
SUDECK III: Durchblutung wieder normal, schmerzfrei, jedoch Bewegungseinschränkung, Hautatrophie.

Für die Prophylaxe wichtig ist die schonende Reposition von Frakturen unter guter Anästhesie und die absolute Ruhigstellung einer Verletzung zunächst im gespaltenen Gipsverband.

Da in der Pathogenese dieser Erkrankung die neurale Irritation im Vordergrund steht, kommt der Unterbrechung der Reflexmechanismen die größte Bedeutung zu. Man erreicht dies durch Novocaininfiltrationen am Gefäßnervenstrang, durch Stellatumblokkaden (für die obere Extremität) und durch paravertebrale Blokkaden (L 2 bis L 4, für die untere Extremität).

Parallel zur Ruhigstellung der betroffenen Region muß eine Übungstherapie der benachbarten Gelenke mit Aktivierung der Muskulatur gehen, der beste Weg, um die Zirkulation wieder in Gang zu bringen.

In einer Publikation aus der Orthopädischen Universitätsklinik Homburg/Saar *(G. Biehl)* wird von sehr guten Erfolgen mit der transkutanen Neurostimulation in der Akutphase berichtet. Zur Verwendung gelangt ein batteriegespeistes transportables Impulsgerät, das der Patient mit nach Hause nehmen kann. Die Elektroden werden so angelegt, daß sie das Schmerzgebiet vollständig überlagern oder die versorgenden Nervenstämme erreichen. Schon nach der ersten Behandlung tritt eine wesentliche Schmerzlinderung ein, nach wenigen Tagen kommt es auch zu einer Rückbildung des Ödems.

Die Behandlung wird bis zur Beschwerdefreiheit durchgeführt (14 Tage—2 Monate). In allen Fällen konnte der Übergang in das Stadium II verhindert werden.

Als Regulationstherapie mit Wirkung auf Schmerzen, Durchblutungsstörung und Ödem kommt der Akupunktur in der Behandlung dieser vegetativ-zirkulatorischen Dystrophie große Bedeutung zu.

Für die Zirkulation der Hand ist Lu 7 der wichtigste Punkt. Seine Lage über der Arteria radialis läßt eine direkte Einwirkung auf die Gefäßnerven vermuten.

Der Punkt Lu 7 ist der Lo-Punkt des Meridians und wird zwecks „Energieausgleich" zusammen mit Di 4 gestochen. Als Spezialpunkt gegen „Stauungen" kommt ihm auch eine allgemein abschwellende Wirkung zu.

Lu 5, in der Ellenbeuge lateral von der Bizepssehne gelegen, hat enge Beziehung zum Nervus radialis. Seine Indikation („Schmerzen und Schwellung im Bereich von Ellbogen und Arm") entspricht dem vorliegenden Krankheitsbild.

Liegt der Schwerpunkt der Erkrankung mehr auf der ulnaren Seite, kann man in analoger Weise die Punkte H 5 (Lo-Punkt, Indikation: „Schmerzen in Handgelenk und Unterarm") und Dü 4 (Quellpunkt) stechen. Über den Punkt H 5 gelangt man direkt an die Arterie und den Nervus ulnaris.

Als Fernpunkt kann man den auch für Schmerzen in der oberen Extremität wirksamen Punkt G 43 stechen.

Für die untere Extremität wählt man den für die Zirkulation wichtigen Lo-Punkt G 37, evtl. zusammen mit Le 3 (Quellpunkt), den Gruppen-Lo-Punkt G 39 oder andere, die Durchblutung fördernde Punkte: M 39, B 63, B 58. Als gute Kombination kann man auch die in Opposition stehenden Punkte B 59 und MP 6 verwenden.

Eine Allgemeinwirkung auf das vegetative Nervensystem erreicht man mit dem Punktepaar KG 15 und LG 19, unter Hinzunahme des auch örtlich wirksamen KS 6 (bzw. N 8 für die untere Extremität).

Liegen Zeichen für ein Zervikalsyndrom vor, behandelt man dieses mit entsprechenden Punkten, vor allem LG 13 (LG 13 a).

Da am Sudeck-Syndrom regelmäßig auch der Knochen mitbeteiligt ist, versucht man, die Demineralisation durch Stechen der Punkte B 23 (Shu-Punkt der Niere) und G 25 (Alarmpunkt der Niere) sowie des Spezialpunktes für Knochenerkrankungen B 11 zu beeinflussen.

Wie bereits erwähnt, spielt die Stellatumanästhesie bei der Behandlung aller Reflexdystrophien der oberen Extremität eine wichtige Rolle.

Bei der Methode nach *Lériche,* modifiziert nach *Dosch*, kommt folgende Technik zur Anwendung: während der Patient seinen Kopf nach der anderen Seite dreht, legt der Arzt 2—3 Finger an den Hinterrand des Musculus sternocleidomastoideus über seinem Ansatz an der Klavikula und drückt mit seinen Fingerkuppen Muskel und Gefäßloge kräftig zur Seite. Über der Kuppe des 2. bzw. 3. Fingers liegt der Einstichpunkt für die Nadel, die bei einer Stichrichtung zu den Dornfortsätzen schon in geringer Tiefe das Köpfchen der ersten Rippe erreicht. Unmittelbar daneben liegt das Ganglion stellatum.

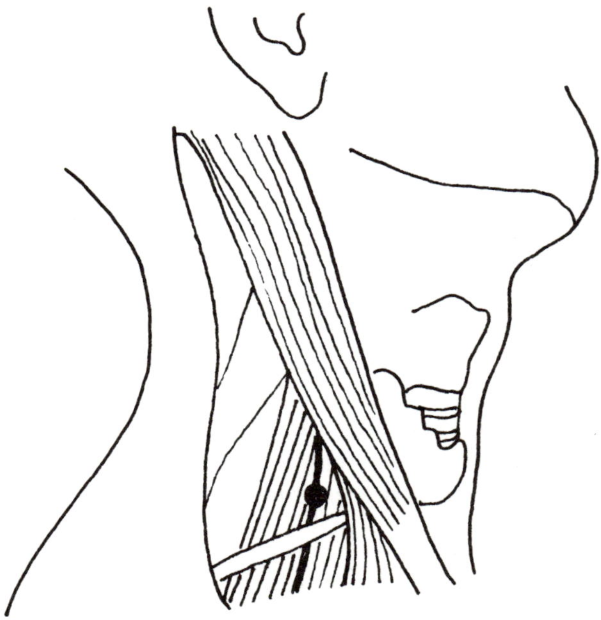

Abb. 15: Der Extrapunkt *Jingbi* (Ex 13). *Lage:* Hinterrand des Musculus sternocleidomastoideus. Aufsuchen in Rückenlage mit seitwärts gedrehtem Kopf. Stichtiefe 1 cm, senkrecht. *Indikationen:* Taubes Gefühl und Schmerzen im Arm, Lähmung der o. E. Dieser Punkt entspricht dem von *Maigne* beschriebenen „point sonnette" am Vorderseitenrand der 3 untersten Halswirbel.

In der neuen chinesischen Literatur wird an der gleichen Stelle ein Punkt beschrieben, der den Namen Jingbi oder Extra 13 führt (Aufsuchen bei gedrehtem Kopf, Hinterrand des Musculus sternocleidomastoideus, 2 Querfinger über der Klavicula).

Dieser Punkt hat die Indikation „Taubheit und Schmerzen in Hand und Arm, Parese der oberen Extremität", also die gleiche, wie die Stellatumblockade. Es wird betont, daß hier das Nadelgefühl auch ohne tiefen Einstich erreicht wird. Es ist also durchaus wahrscheinlich, daß mit dem Stechen dieses Punktes eine analoge Wirkung wie bei der Stellatumblockade erzielt wird.

Im Akutstadium wird man oft die Nadelung des hochempfindlichen Schmerzgebietes lieber vermeiden und auf die andere Extremität ausweichen. Indem man hier die gleichen, oben genannten Punkte sticht, erzielt man eine konsensuelle Reaktion der kranken Seite, ein Effekt, der uns ja aus der physikalischen Therapie geläufig ist.

Im gleichen Sinne wird im Akutstadium die Krankengymnastik durchgeführt: Üben der gesunden Seite bei Ruhigstellung der kranken. Im Abkühlungsstadium ist den paretischen Muskeln besondere Aufmerksamkeit zu widmen. Krankengymnastik, warme Bäder usw. können hier mit Akupunktur kombiniert werden.

9. Dorsalgie

Schmerzen im Bereich der BWS und in den seitlichen Thoraxpartien („Interkostalneuralgien“) können ganz verschiedene Ursachen haben, die vor jeder Behandlung soweit wie nur irgend möglich geklärt sein müssen. Neben der in der Regel vorliegenden „benignen“ oder „funktionellen“ Dorsalgie gibt es doch auch ernstere Erkrankungen, bei denen eine Akupunktur, zumindest als alleinige Therapie, fehl am Platze wäre. Man würde durch die fast immer zu erreichende temporäre Schmerzverminderung einen oft gefährlichen Zustand verschleiern und kostbare Zeit für eine adäquatere Behandlung verlieren.
Die wichtigsten derartigen Erkrankungen sind:

9.1 Destruktive Prozesse

Hier ist in erster Linie auf Tumormetastasen zu achten, die besonders bei Mamma-, Prostata- und Schilddrüsenkarzinom Wirbelkörper und Rippen befallen. Auch an primäre Tumoren und das multiple Myelom ist zu denken.

9.2 Spezifische Entzündungen

Die Spondylitis tuberculosa, früher eine häufige Erkrankung, führt zu Einschmelzungen und zur Abszeßbildung. Sie heilt unter absoluter Ruhigstellung mit einer Verblockung von mehreren Wirbelkörpern und einer Gibbusbildung aus.

9.3 Osteoporose

Wie im Abschnitt „Osteoporose“ näher beschrieben wird, kommt es nach Bagatelltraumen zu Wirbeleinbrüchen, die im thorakalen Anteil der Wirbelsäule mit ihren Ausstrahlungen zum Brustbein und schweren vegetativen Schockerscheinungen klinisch einen Herzinfarkt vortäuschen können.

9.4 Spondylarthritis ankylopoetica (Morbus Bechterew)

Eine Form des entzündlichen Rheumatismus, der wohl in der Regel in den Iliosakralgelenken beginnt, aber oft erst anläßlich der thorakalen Manifestation entdeckt wird. Diffuse Rückenschmerzen, die in den Bauch ausstrahlen, eine zunehmende Versteifung der Wirbelsäule und eine Einengung der Atemkapazität infolge Mitbeteiligung der Rippen-Wirbelgelenke sind Symptome, die vor allem bei männlichen Patienten im 3. und 4. Lebensjahrzehnt an diese Erkrankung denken lassen sollten.

9.5 Scheuermannsche Krankheit

Diese, auch als Adoleszentenkyphose bezeichnete Krankheit, beginnt im 2. Lebensjahrzehnt und führt durch ein Nachgeben der knöchernen Strukturen, vor allem in der unteren BWS, seltener in der LWS zu Verformungen (Keilwirbel, *Schmorl*sche Knorpelknötchen), die aber nur in einem Teil der Fälle zu subjektiven Beschwerden führen. Erst im weiteren Leben begünstigen diese Deformierungen das Auftreten von Alterungsprozessen mit den damit verbundenen Beschwerden.

Degenerative Prozesse der Wirbelsäule (Osteochondrose, Spondylose und Spondylarthrose) führen zu röntgenologisch oft imponierenden Veränderungen, die wohl eine erhöhte Anfälligkeit für funktionelle Störungen darstellen, aber in keinem direkten graduellen Zusammenhang mit den klinischen Symptomen stehen.

9.6 Die funktionellen Dorsalgien

sind Schmerzsyndrome, bei denen nicht anatomische Veränderungen, sondern funktionelle Dysregulationen die führende Rolle spielen.

Man unterscheidet Schmerzen, die aus der BWS selbst stammen, solche, die aus der unteren HWS projiziert werden, und schließlich eine 3. Gruppe, die einen viszeralen Ursprung hat.

Gerade diese letzte Gruppe ist besonders in der BWS bedeutungsvoll und kann zu manchen Fehldeutungen Anlaß geben. Diese viszero-vertebralen Beziehungen sind der chinesischen Medizin seit langem bekannt und finden ihren Ausdruck im System der Zustimmungspunkte (Shu-Punkte des Rückens) oder, wie man besser sagen sollte „Signalpunkte“, die sich bei inneren Erkrankungen melden und gleichzeitig Behandlungspunkte derselben darstellen.

Schmerz auslösende Strukturen im Bereich der Wirbelsäule sind die mit Rezeptoren reich ausgestatteten kleinen Wirbelbogengelenke, die Rippen-Wirbelgelenke (kosto-vertebrale und kostotransversale Gelenke), die Muskulatur und die Ligamente. Die Bandscheibe spielt bei der Auslösung von Schmerzen eine mehrfache Rolle: durch ihre altersbedingte Erniedrigung büßen die kleinen Wirbelgelenke einen Teil ihrer Kongruenz ein und werden dadurch anfälliger gegen Störungen.

Die peripheren Faserschichten des Anulus fibrosus können bei ihrer Aufsplitterung direkt Schmerzen verursachen.

Coward hat anläßlich von Diskographien feststellen können, daß eine elektrische oder mechanische Reizung dieser oberflächlichen Fibrillen einen typischen Schmerz zwischen den Schulterblättern auslöste. Schließlich kann es durch eine Protrusion oder den Prolaps eines Nucleus pulposus zu einem Wurzelkompressionssyndrom kommen. Ein solches Ereignis ist allerdings im Bereich der BWS, offenbar dank ihrem kyphotischen Verlauf, relativ selten.

Die Schmerzsyndrome der Wirbelsäule gehen kaum jemals auf das alleinige Konto *einer* Störstelle. Erst die Summe aller propriozeptiven und nozizeptiven Afferenzen führt auf spinaler Ebene zu einem Komplex von reflektorischen Vorgängen (Schmerz, Muskelspasmen, vasale Reaktionen usw.). Diese stehen weitgehend unter fördernden und hemmenden Einflüssen aus höheren Zentren, wie der Formatio reticularis und dem limbischen System, wodurch auch psychische Faktoren mit ins Spiel kommen.

Rückenschmerzen funktioneller Art sind gewöhnlich mit Bewegungseinschränkungen verbunden, die sich aber nicht gleichmäßig auf die gesamte Wirbelsäule verteilen, sondern sich unter dem Bild der Wirbelblockierung auf einzelne Bewegungssegmente konzentrieren. Das primum movens einer solchen Blockierung scheint ein reflektorischer asymmetrischer Spasmus in der tiefen intersegmentalen Muskulatur zu sein — als Schutzreflex bei einem Trauma (Verheben) oder als Ermüdungsreaktion bei dauernder Fehlhaltung und inadäquater Beanspruchung.

Demgegenüber dürfte das primäre „Steckenbleiben“ eines Wirbelgelenks in pathologischer Stellung ein eher seltener Entstehungsmechanismus sein. Die Bewegungseinschränkung ist fast nie komplett, sondern beschränkt sich auf bestimmte Richtungen.

Wie bei jedem ruhiggestellten Gelenk kommt es auch hier mit der Zeit zur Verkürzung von Ligamenten und Schrumpfung der Gelenkskapseln, wodurch die Spontanlösung einer Blockierung allmählich schwieriger wird. Die Blockierung eines Bewegungssegmentes kann eine kompensatorische Hypermobilität im Nachbarsegment verursachen.

Dieses wird dann durch Überdehnung der Weichteile selbst Ausgangspunkt neuer Schmerzimpulse. Die Erkennung solcher Blockierungen ist nicht nur für den Ansatz der Manuellen Therapie wichtig, sondern ebenso für die Infiltration mit Procain und für die Akupunktur.

Alle diese Therapieformen sind dann am wirksamsten, wenn sie im Epizentrum eines Schmerzsyndroms angreifen.

9.7 Diagnose

Auch ohne die für die Manuelle Therapie spezifische Untersuchungstechnik der segmentalen Beweglichkeit ist eine Ortung blockierter Segmente auf folgende Weise möglich:

1. Palpation der paravertebralen Muskulatur. Dabei ist stets eine deutliche Seitendifferenz und ein Unterschied gegen das nächsthöhere und nächsttiefere Segment festzustellen. Neben der erhöhten Gewebsspannung besteht hier vor allem eine lokal erhöhte Druckempfindlichkeit der Muskulatur.

In der Praxis geht man so vor, daß man mit Zeigefinger und Mittelfinger beiderseits der Wirbelsäule (1 Querfinger seitlich von der Mittellinie) entlanggleitet und dabei in Abständen von 1 cm den Druck verstärkt.

2. Seitlicher Druck auf die einzelnen Dornfortsätze, evtl. mit Gegenhalt am benachbarten Dornfortsatz. Dadurch kommt es zu einer Rotation des betreffenden Wirbels und einem Dehnungsreiz auf das zugehörige Ligamentum interspinosum.

3. Direkte Prüfung der Ligamenta interspinosa auf Druckempfindlichkeit. *Maigne* führt diesen Test mit einem Schlüssel durch und nennt ihn danach „Schlüsseltest“.

4. In vielen Fällen findet sich auch eine infiltrierte Hautzone, die bandförmig quer über den Rücken verläuft (*Kibler*sche Hautfalte).

Hartspann und Myogelosen in der langen Rückenmuskulatur sind für eine Segmentdiagnose weniger geeignet, dagegen für die Therapie sehr wichtig.

Neben den Rückenschmerzen, die ihren Ursprung in der BWS selbst haben, gibt es nun solche, die durch Störungen in der unteren Halswirbelsäule bedingt sind und mit großer Regelmäßigkeit in die Interskapularregion projiziert werden. Sie sind sehr häufig und finden sich vor allem bei Berufen, welche eine ständige Arbeit der Hände erfordern, ohne daß dabei die Ellbogen abgestützt werden können. Man kann sie geradezu als Berufskrankheit der Stenotypistinnen bezeichnen.

Nach *Maigne* zeigen bis zu $^{3}/_{4}$ der banalen Dorsalgien diese Charakteristik. Er bezeichnet diese Form der Dorsalgie als „Interskapulo-vertebrale Form“.

Die Palpation ergibt einen konstanten Druckpunkt 2 cm seitlich der Medianlinie in Höhe des 5. oder 6. Brustwirbeldorns. Durch eine lokale Behandlung im Dorsalbereich ist dieser Schmerz praktisch nicht zu beeinflussen. Auf seine zervikale Genese schließt *Maigne* aus folgenden Beobachtungen:

Es kommt häufig vor, daß eine Zerviko-Brachialgie mit einem solchen interskapularen Schmerz beginnt, ganz gleich, ob es sich um ein Syndrom C 6, C 7 oder C 8 handelt.

Die Behandlung der unteren HWS führt dann in der Regel auch zu einem Verschwinden des dorsalen Schmerzpunktes.

Bei 8 von 10 Fällen findet *Maigne* außerdem einen Druckpunkt an den seitlichen Austrittsstellen der Zervikalwurzeln. Er nennt diesen Punkt den „zervikalen Klingelpunkt“. Ein hier mit dem Daumen ausgeübter Druck von 2—3 Sekunden Dauer löst im positiven Fall den typischen Schmerz zwischen den Schulterblättern aus. Bezüglich der theoretischen Zusammenhänge sei auf die Originalarbeit verwiesen.

9.8 Viszeral bedingter Rückenschmerz

Innere Erkrankungen können Rückenschmerzen verursachen, entweder durch Fehlprojektion in das zugehörige somatische Segment oder auf dem Weg über eine reflektorische Wirbelblockierung. Diese kann noch weiterbestehen, wenn die innere Erkrankung bereits abgeheilt ist, und so ein Fortdauern derselben vortäuschen. Mit Beseitigung der Blockierung verschwinden dann auch die „Organbeschwerden".

Andererseits können durch einen vertebro-viszeralen Reflex aus einem primär blockierten Segment funktionelle Organstörungen ausgelöst werden, z. B. Palpitationen, aber auch Extrasystolen und Anfälle von Tachykardie. Auch hier kommt es durch eine erfolgreiche Behandlung der Wirbelblockierung zur „Heilung" eines vermeintlich inneren Leidens.

Häufigste Formen der viszerogenen Rückenschmerzen:

a) vertebro-pulmonales Syndrom (Bergsmann/Eder)

Bei chronisch Lungenkranken fanden die Autoren Blockierungen des zerviko-dorsalen Übergangs (C 6—Th 3) und der Kosto-transversalgelenke, verbunden mit einer kurzbogigen Skoliose. Es bestand eine asymmetrische Atembewegung, die durch Manipulation der Blockierung normalisiert werden konnte.

b) kardio-vertebrales Syndrom

Hier bestehen Schmerzen im Wirbelsäulenbereich von Th 3 bis Th 5. Sie können, ebenso wie Schmerzen hinter dem Sternum und ausstrahlende Schmerzen im Arm Folge einer ischämischen Herzerkrankung sein. Die Schmerzen verschlimmern sich hier bei körperlicher Anstrengung und sind durch koronarerweiternde Substanzen zu beeinflussen. Es handelt sich also um einen viszerovertebralen Schmerz.

In umgekehrter Richtung, also vertebro-viszeral, können Herzbeschwerden durch eine Wirbelblockierung ausgelöst werden. Diese sind aber belastungsunabhängig, zeigen ein normales EKG und sind durch koronarerweiternde Substanzen nicht zu beeinflussen. Hier handelt es sich also um echte vertebragene Beschwerden.

c) gastro-vertebrales Syndrom

Rückenschmerzen, besonders im Abschnitt Th 6—Th 9 können durch ein Ulcus ventriculi oder duodeni hervorgerufen werden. Die Behandlung erfolgt nach segmentalen Gesichtspunkten unter besonderer Berücksichtigung der vegetativen Dysregulation.

d) Auch *andere innere Erkrankungen* können Rückenschmerzen verursachen, wie etwa eine Cholelithiasis oder eine Pankreatitis. Man wird also bei *allen* Dorsalgien auch eine innere Erkrankung als Ursache der Schmerzen in Erwägung ziehen müssen.

Akupunktur bei Dorsalgie

Der Schmerzort

Dieser entspricht zunächst den Angaben des Patienten. Er kann sich auf die Wirbelsäule beschränken oder seitliche Thoraxpartien mit einschließen.

Der Schmerz kann diffus im ganzen Rücken oder nur an einem bestimmten Punkt verspürt werden.

Strahlt er bis in die Sternalgegend aus, so kann er hier ein kardiales Geschehen vortäuschen.

Die genaue Abgrenzung des Schmerzareals und seines Epizentrums erfolgt durch Palpation unter besonderer Berücksichtigung der hier befindlichen Akupunkturpunkte. Man beginnt am besten, indem man am sitzenden Patienten die Dornfortsätze und die unter diesen gelegenen Punkte des Lenkergefäßes abtastet. Es folgen die paravertebralen Punkte nach *Huatuo,* 0,5 Cun seitlich der Mittellinie und die Zustimmungspunkte am inneren Ast des Blasenmeridians (2 Querfinger = 1,5 Cun von der Mittellinie entfernt). Dabei müssen die jeweils korrespondierenden Punkte beider Seiten bezüglich Gewebespannung und Druckempfindlichkeit miteinander verglichen werden.

Der betroffene Meridian

ist im Bereich des Rückens der Blasenmeridian, im seitlichen Thoraxbereich (auch bei der Interkostalneuralgie) der Gallenblasenmeridian.

Fernpunkte sind, wenn nicht besondere Gründe für eine andere Wahl vorliegen B 60, B 62, B 54 oder B 64 für den Blasenmeridian und G 40, G 41 oder G 43 für den Gallenblasenmeridian.

Bei Sensationen in der Herzgegend ist KS 6 der geeignete Fernpunkt.

Bei jeder Akupunkturbehandlung im Bereich der Wirbelsäule soll man den Schmerzort nicht nur in Bezug auf seinen „betroffenen Meridian" sehen, sondern auch in Bezug auf seine segmentale Zugehörigkeit. Über das Segment findet man nämlich nicht nur weitere wichtige Punkte, sondern man wird auch zum mitbeteiligten Bewegungssegment der Wirbelsäule hingeführt.

Punkte des Lenkergefäßes

Da hier zum Teil die europäische von der chinesischen Bezeichnung abweicht, werden die Punkte nach *Bachmann* numeriert und die abweichende chinesische Bezeichnung in Klammer nachgesetzt.

Die Punkte des LG liegen immer zwischen 2 Dornfortsätzen. Die traditionelle Anweisung, die Nadel etwas schräg nach oben und 1—2 cm tief einzuführen läßt erkennen, daß mit dem Stich das Ligamentum interspinosum erreicht werden soll, dessen Schmerzhaftigkeit stets ein sicheres Indiz für die Irritation (Blokkierung) des Segmentes ist.

Die beiden Punkte LG 3 und LG 4 gehören in das Gebiet der Lumbalgie und werden dort besprochen.

LG 5 (unter dem DFS L 1) und LG 6 (unter dem DFS Th 11) entsprechen der wichtigen dorsolumbalen Übergangszone der Wirbelsäule, also jener Region, wo die Kyphose in die Lordose übergeht. Diese Region ist ebenso wie der zervikodorsale Übergang, die Gegend der Kopfgelenke und der lumbosakrale „Wetterwinkel" besonders störanfällig.

Diese beiden Punkte bilden zusammen mit B 21 (Shu-Punkt des Magens) sozusagen eine physiologische Einheit.

LG 7 (8) liegt am Unterrand des 9. BWD und trägt auch die Bezeichnung „Dorsalgiepunkt". Der auf gleicher Höhe liegende Punkt B 18 wird gleichfalls als „Kommandopunkt der paravertebralen Muskulatur" mitverwendet.

LG 8 (9) unter dem DFS Th 7 gelegen hat neben seiner somatischen Indikation („steifer Rücken, Brust- und Rückenschmerz") noch 2 viszerale, und zwar „Husten, Dyspnoe" und „Gastralgie, Gelbsucht".

LG 10 (11) unter dem DFS Th 5 liegt in gleicher Höhe mit B 15, dem Zustimmungspunkt des Herzens. Damit beginnen die psychischen Indikationen der oberen LG-Punkte (in diesem Fall „Gedächtnisschwäche und Angst").

LG 11 (12) am Unterrand des 3. BWD gelegen, befindet sich in gleicher Höhe mit B 13 und hat daher neben seiner lokalen Indikation auch Einfluß auf die Atemfunktion. Beim vertebropulmonalen Syndrom (siehe oben) kann man diese Punkte mit KG 17 und Lu 1/2 kombinieren.

LG 12 (13) unter dem BWD Th 1 gehört wieder zu einer Übergangsregion der Wirbelsäule an der zervikodorsalen Grenze. Neben ihm liegt der wichtige Punkt B 11 mit den Indikationen (nach *Bachmann*) „Knochenerkrankungen, rheumatoide Beschwerden der Muskulatur und der Bänder im Bereich der gesamten WS". Er ist damit ein Pflichtpunkt bei allen Dorsalgien.

Punkte am Blasen-Meridian

Bei den Zustimmungspunkten am inneren Ast des B-Meridians muß man sich ihrer doppelten Bedeutung als Lokalpunkte und als Signalpunkte für innere Organe bewußt sein.

Die Punkte B 14 und B 15 sind zur Behandlung des kardiovertebralen Syndroms geeignet.

B 21 (gemeinsam mit seinem Alarmpunkt KG 12) für das gastrovertebrale Syndrom.

B 38 (chin. B 43, nach *Bischko,* B 39), seitlich vom Unterrand des Dfs. Th 4 gelegen, wird einerseits bei Schmerzen zwischen den Schulterblättern gegeben (Muskulus rhomboideus), gilt andererseits als „Zustimmungspunkt der Lebenszentren" und hat eine starke Allgemeinwirkung bei Erschöpfung und Anämie.

B 39 (44) steht in Beziehung zur interskapulären Dorsalgie mit zervikalem Ursprung (*Maigne*).

B 41 (46) wird bei Interkostalneuralgie und „starken Rückenschmerzen" verwendet, am besten in einer transversalen Kombination mit den auf gleicher Höhe (Dfs. Th 7) gelegenen Punkten LG 8, B 17 und dem zugehörigen PVP (Paravertebralpunkt, nach *Huatuojiaji).*

B 47 (52) wird gleichfalls in einer transversalen Kombination mit dem Punkt B 23 gestochen sowohl bei Rückenschmerzen wie zur Verstärkung der kortikotropen Wirkung von B 23. Bei allen rheumatischen Erkrankungen sowie purulenten Hautkrankheiten.

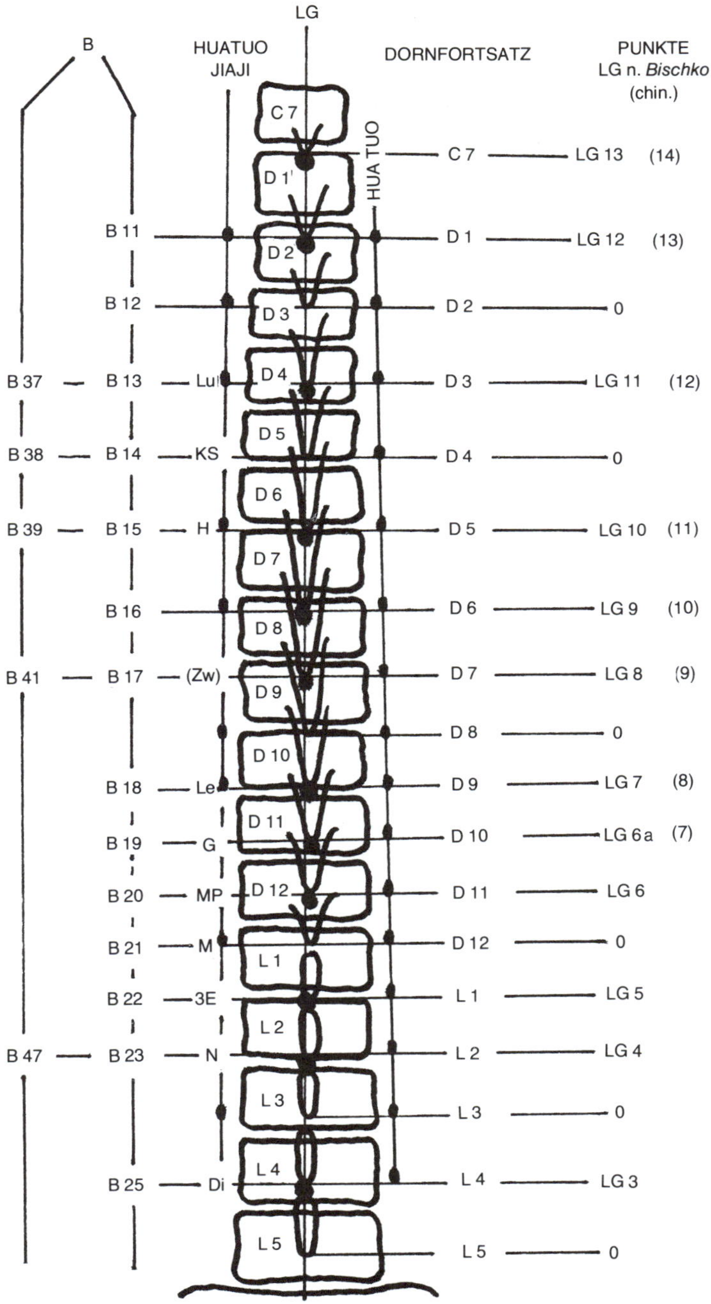

Abb. 16: Akupunkturpunkte am Rücken

Die Rückenpunkte sind auf einem Schema (Abb. 16) zusammengestellt, das die Kaudalverschiebung der Dornfortsätze in der mittleren BWS gegenüber den zugehörigen Wirbelkörpern darstellt. Die früher übliche Lokalisierung der Zustimmungspunkte zwischen den Querfortsätzen war zwar logischer und genau den Segmenten entsprechend, aber die Auffindung der Punkte mangels tastbarer Knochenpunkte schwierig. Die eingetretene Verschiebung, die im Maximum mehr als eine Segmenthöhe ausmacht, ist aber zu tolerieren.

Wie auch aus unseren Erfahrungen über reflektorische Zonen hervorgeht, erfolgt die Resonanz auf viszerale Störungen nicht punktförmig, sondern in mehr oder weniger breiten Zonen.

Technik der Nadelung

Werden Punkte im Bereich der Rippen gestochen (äußerer Ast des B-Meridians sowie die bei Interkostalneuralgien indizierten Punkte G 25, Le 13, MP 18—20, N 22—27, KS 1, Lu 1), ist wegen der Gefahr eines Pneumothorax größte Vorsicht am Platze. Man sticht entweder unter ganz flachem Winkel oder man fixiert die betreffende Rippe zwischen 2 Fingern und sticht die Nadel bis zum Knochenkontakt mit der Rippe ein. Jetzt richtet man die Nadel kaudalwärts und gleitet entlang dem Knochen nach abwärts, bis man die Interkostalmuskulatur und die hier verlaufenden Gefäße und Nerven *eben* erreicht. (Nadeln nicht unbeaufsichtigt liegen lassen, sonst lieber mit Novocain infiltrieren!) Weniger kritisch ist die Situation im Bereich der Wirbelsäule. Hier erreicht man über die PVP (*Hua-Tuo*) bei senkrechtem Einstich die tiefe Muskulatur in 1,5 cm Tiefe, ebenso bei leicht lateral gerichteter Nadel die Bogengelenke. An den Zustimmungspunkten beschränkt man sich auf eine Stichtiefe von 6—10 mm.

Stimulation

Sowohl aus Sicherheitsgründen wie aus physiologischen Überlegungen sollte man nur Muskeln (von genügender Dicke) zur Stimulierung verwenden oder sich an den flachen Stich halten. Mit dieser Technik kann man auch gefahrlos mehrere Punkte auffädeln oder umschriebene Schmerzpunkte „einzäunen“.

Punktinjektion

Am Hauptpunkt oder an einigen wenigen Schwerpunkten kann man statt der einfachen Nadelung die oft wirksamere Punktinfiltration durchführen. Besonders eignen sich dazu die Ligamenta interspinosa und die schmerzhaften Muskelpunkte (Myogelosen, Hartspann) sowie blockierte Segmente.

Kombinierte Behandlung

Ohrakupunktur
Manuelle Therapie
Physikalische Therapie in Form von Massagen (Bindegewebs-Massage, Vibrationsmassage), Duschen, Rückenbürstungen, Impuls-Strom usw. Autogenes Training — Gymnastik — Psychotherapie.

10. Osteoporose

Rückenschmerzen im höheren Lebensalter sind sehr häufig die Folge einer Osteoporose. Diese ist entweder Teilerscheinung allgemeiner Alterungsvorgänge und befällt dann gleichmäßig das gesamte Skelett, oder sie ist die Folge der mit dem Klimakterium eintretenden hormonellen Veränderungen. Diese präsenile Involutionsosteoporose befällt in erster Linie die Wirbelsäule und tritt etwa 5—10 Jahre nach Aufhören der Menses auf. Sie ist Teil jener Störungen, die man unter dem Namen „Postmenopausesyndrom" zusammenfaßt und die sich in neurovegetativen Störungen, Wallungen, Akroparästhesien, Schwindel, psychischer Labilität sowie einer Tendenz zur Gewichtszunahme manifestieren.

Bei der Osteoporose gehen die normalen Aufbau- und Abbauvorgänge des Knochens weiter, doch überwiegen zunehmend letztere, so daß es zu einer Rarifizierung der Knochenbälkchen und einem Verlust ihrer Tragfähigkeit kommt. Die dabei auftretenden Verformungen der Wirbelkörper sind je nach dem Abschnitt der Wirbelsäule verschieden. In der BWS kommt es zu einer keilförmigen Deformierung der einzelnen Wirbelkörper und zu einer Vermehrung der Brustkyphose. Im Bereich der LWS tritt bei noch erhaltenem Quellungsdruck des nucleus pulposus eine Eindellung der angrenzenden Wirbeldeckplatten auf und es entsteht röntgenologisch das Bild von „Fischwirbeln". Hat der nucleus pulposus bereits seinen Flüssigkeitsdruck verloren, sinken die Wirbel in ihrer Gesamtheit zusammen. Schließlich können einzelne Wirbel unter der Last des Körpergewichtes und des Muskelzugs zusammenbrechen.

Die Patientinnen berichten, daß sie etwas kleiner geworden seien und klagen über Schmerzen im Bereich des Rückens und der Lendenwirbelsäule, die oft auch in die unteren Rippen, in das Becken oder in den Unterbauch ausstrahlen. Die Beweglichkeit ist eingeschränkt, die Patientinnen klagen über ein allgemeines Schwächegefühl in der Wirbelsäule und haben den Eindruck, daß ein Gewicht sie nach vorne ziehe. Eine akute Exazerbation der Schmerzen ist gewöhnlich die Folge eines Wirbelzusammenbruchs.

Neben der verstärkten Krümmung der BWS ist besonders auffallend der stets vorhandene Hartspann der paravertebralen Muskulatur, die indes nicht imstande ist, den zunehmenden Haltungsverfall zu stoppen.

Bei Testung der Muskulatur erweisen sich sowohl die Rückenstrecker wie die Bauchmuskulatur und der große Gesäßmuskel als geschwächt und insuffizient.

Als Ursache dieser häufigsten Form der Osteoporose nimmt man den Ausfall der Östrogenproduktion an, eine komplexe Hormonstörung, an der auch Nebenniere und Hypophyse beteiligt sind. Es überwiegen dadurch katabole Vorgänge, die für den mangelnden Ersatz der eiweißhaltigen Knochengrundsubstanz verantwortlich sind. Die daneben bestehende Störung im Kalziumstoffwechsel kann auf einer verminderten Resorption oder vermehrten Ausscheidung beruhen.

Die Röntgendiagnose einer Osteoporose ist erst dann zu stellen, wenn der Knochen etwa $\frac{1}{3}$ seines Kalkgehaltes verloren hat. Die unterschiedlichen Substanzverluste in den äußeren Schichten und dem Inneren der Wirbelkörper bedingen auf dem Röntgenbild eine scharfe Konturzeichnung der Wirbel, die „wie mit dem Bleistift nachgezogen“ aussehen.

Die bei uns übliche Behandlung der Osteoporose ist mehrschichtig. Das vordergründige Ziel einer Schmerzlinderung oder Schmerzbeseitigung erreicht man am besten durch gezielte Procaininjektionen in die schmerzhaften Verspannungszonen des Musculus errector trunci, evtl. auch an die Dornfortsätze und Wirbelgelenke eingebrochener Wirbel.

Gegen die hormonelle Störung versucht man eine Substitutionstherapie in niedriger Dosierung. Auch die intramuskuläre Injektion von anabol wirkenden Mischhormonen in 2wöchigen Abständen führt oft zu einem Nachlassen der Schmerzen. Durch gleichzeitige orale Gabe von Vitamin D und Kalzium soll ein eventuelles Defizit an diesen Substanzen beseitigt werden.

Die Ernährung soll eiweißreich und arm an niedrigmolekularen Kohlenhydraten sein (Zucker) und gleichzeitig das Körpergewicht regulieren.

Die geschwächte Muskulatur, bei der oft auch ein Ungleichgewicht zwischen den antagonistisch wirkenden Muskelgruppen besteht, bedarf einer gezielten Übungsbehandlung, verbunden mit Maßnahmen zur Verbesserung der Durchblutung (Massage, Kurzwelle, Elektrotherapie).

Die Gabe von cortisonhaltigen Kombinationspräparaten ist zu vermeiden, da Cortison den Knochenabbau fördert.

Die Akupunktur hat im Grund genommen die gleichen Behandlungsziele: Schmerzbekämpfung, hormonelle Regulierung und Wiederherstellung der muskulären Balance.

Zur Schmerzbekämpfung wählt man Punkte im Bereich des Blasen-Meridians und paravertebrale Punkte nach *Huatuo,* entsprechend dem Schmerzbild. Eine besonders schnelle Wirkung erzielt man, wenn man in die Hauptschmerzpunkte in entsprechender Tiefe eine 1—2%ige Procainlösung injiziert. Diese Injektion in den Akupunkturpunkt ist im Prinzip identisch mit der oben beschriebenen Infiltrationstechnik.

Bei Ausstrahlung in die Rippen kann man Punkte wie MP 21, G 25 oder Le 13 verwenden.

Als Fernpunkte eignen sich B 60, B 54, G 34 oder G 39. Dem hormonellen Ausgleich dient der „Meisterpunkt des Klimakteriums“ B 31, zusammen mit dem auf Ovarien und Nebenniere wirkenden Meridianpunkt MP 6.

Nach der chinesischen Tradition wird das Knochensystem von der Niere „regiert“ („Feuerniere“ = Nebenniere). Sie wird durch den entsprechenden Zustimmungspunkt B 23 und Alarmpunkt G 25 aktiviert. Zur Behandlung dieser Punkte wird statt der Nadelung die Moxatherapie empfohlen. Dieser Empfehlung kann man auch dadurch entsprechen, daß man gleichzeitig mit der gesetzten Nadel eine regionale Bestrahlung mit einer Infrarotlampe vornimmt. Zur Verstärkung kann man den Quellpunkt des Nierenmeridians N 3 dazunehmen. Von systemwirksamen Punkten werden B 11 und G 39 (Meisterpunkt des Knochenmarks) gestochen.

Zum Ausgleich der muskulären Insuffizienz und des gestörten Muskelgleichgewichtes werden Punkte über den betroffenen Muskeln tief gestochen und entsprechend stimuliert: für den Musculus rectus abdominis der Punkt M 25, für den Musculus erector trunci dessen zugehöriger Shu Punkt B 25, der als ein bevorzugter Behandlungspunkt bei allen Lumbalgien gilt. Der Musculus glutaeus maximus ist über den Punkt B 49 (Lage über dem Foramen suprapiriforme, Nervus glutaeus superior) zu beeinflussen. Dazu als Meisterpunkt der Muskulatur G 34.

Von den oben genannten Punkten haben einige eine mehrfache Funktion (lokal, allgemein, Fernpunkt) und sollen daher bevorzugt eingesetzt werden. Auch hier werden akute Schmerzzustände täglich behandelt, chronische 1—2mal wöchentlich.

11. Lumbalgie

Die Begriffe Lumbalgie, Sakralgie, Lumbosakralgie oder Lumbalsyndrom sind an sich noch keine Diagnosen, sondern lediglich die regionale Beschreibung eines Schmerzsyndroms. Die Ursachen reichen von einer banalen Distorsion bis zur Karzinommetastase.

Die Schwere des Leidens ist nur mit Vorsicht nach den subjektiven Angaben des Patienten zu beurteilen. Auf der einen Seite gibt es Menschen, die ihre Kreuzschmerzen fast als physiologisch betrachten und sie dementsprechend bagatellisieren, auf der anderen Seite Patienten, die entweder an sich übersensibel sind oder unter starkem psychischem Druck stehen. Diese Gruppe neigt zur Überbewertung ihrer Beschwerden.

Bei allen länger dauernden oder öfter rezidivierenden Lumbalgien muß eine gründliche orthopädische Untersuchung unter Einschluß von Röntgen- und Laborbefunden vorgenommen werden. An Röntgenaufnahmen benötigt man zumindest ein Beckenübersichtsbild a.p. im Stehen unter Einschluß der Hüftgelenke und eine Aufnahme der LWS in 2 Ebenen. Damit kann man mit einem Blick die statischen Verhältnisse beurteilen, also etwa einen Beckenschiefstand bei einer Beinverkürzung und die damit verbundene kompensierende Skoliosierung der Wirbelsäule. Ebenso lassen sich Fehlbildungen erkennen, z.B. eine Spondylolyse mit Spondylolisthese oder eine Assimilationsstörung im Lumbosakralbereich (Sakralisation oder Lumbalisation von Wirbelkörpern). Von besonderer klinischer Bedeutung sind asymmetrische Formen dieser Fehlbildung. Hingegen ist der bloß auf das Skelett beschränkte mangelhafte Bogenschluß meist nur als bedeutungsloser Nebenbefund zu werten.

Die altersbedingten und degenerativen Veränderungen der LWS bestehen in einer

a) Verschmälerung des Bandscheibenraums und Sklerose der Deckplatten (= Osteochondrose);

b) Osteophytenbildung an den Wirbelkörperkanten (= Spondylose);

c) Arthrotischen Veränderungen an den Bogengelenken (= Spondylarthrose);

d) Sklerosierung und Neoarthrosenbildung zwischen benachbarten Dornfortsätzen (M. Baastrup oder „kissing spine“).

Man muß sich dabei nur immer bewußt bleiben, daß diese Befunde in keinem direkten Zusammenhang mit den vorhandenen Beschwerden stehen müssen, sondern oft nur mehr „Denkmäler“ abgelaufener Prozesse darstellen.

Entscheidend ist das Röntgenbild für die Erkennung von Karzinommetastasen und destruktiv-entzündlichen Prozessen.

Für die Frühdiagnose einer Spondylarthritis ankylopoetica (Morbus Bechterew) gibt das Röntgenbild wertvolle Hinweise. Diese Erkrankung beginnt meistens in den Iliosakralgelenken und erfaßt erst aufsteigend die übrige Wirbelsäule.

Auch das Ausmaß einer Osteoporose kann nur röntgenologisch beurteilt werden.

Bei Schmerzen im Hüftgelenk ist es nur durch das Röntgenbild möglich, zwischen einer reflektorisch bedingten Koxalgie und einer echten Koxarthrose zu unterscheiden.

Aus neurophysiologischer Sicht können Schmerzen im Lumbosakralbereich auf dreierlei Art entstehen:

Als Rezeptorenschmerz, als Kompressionssyndrom und als Übertragungsschmerz.

11.1 Rezeptorenschmerz

Er stammt aus Schmerzrezeptoren der tiefen Gewebsschichten, also aus Gelenkskapseln, Ligamenten und Muskulatur. Ihre Reizung kann auf mechanischem Weg erfolgen (Zerrung), auf chemischem Weg durch pathologische Stoffwechselprodukte in ischämisch arbeitenden Muskeln oder durch entzündliche Produkte in der Gelenksflüssigkeit.

Diese Schmerzen werden dort empfunden, wo sie herkommen.

11.2 Kompressionssyndrome

Durch Druck auf Nervenwurzeln, Nervenplexus oder Nervenstämme werden Schmerzen ausgelöst, die in das zugehörige Versorgungsgebiet projiziert werden. Am häufigsten ist die Kompression der Nervenwurzeln L 4, L 5 und S 1 durch einen Bandscheibenprolaps.

11.3 Übertragener Schmerz (referred pain)

Im Hinterhorn des Rückenmarks konvergieren sowohl somatische wie viszerale Afferenzen. Dadurch können nozizeptive Afferenzen aus erkrankten Eingeweiden motorische und vegetative Reflexe im somatischen Teil des Segmentes auslösen und zu Fehlprojektionen Anlaß geben. So können Erkrankungen der Adnexe, der Blase oder der unteren Darmabschnitte als Kreuzschmerz empfunden werden.

Klinische Untersuchung

Sie ist entscheidend für die Erkennung der *funktionellen Störungen,* die ja den eigentlichen Angriffspunkt für eine Akupunkturbehandlung darstellen.

a) Untersuchung im Stehen
Haltung, Krümmung der Wirbelsäule, Stand der Beckenkämme, Prüfung der globalen Beweglichkeit durch Vor-, Zurück- und Seitbeugung sowie Rotation des Rumpfes.

b) Untersuchung in Rückenlage
Hüftgelenke, Kniegelenke, Sprunggelenke, Lasègue, Reflexe (PSR, ASR), motorische Kraft, Fußpulse.

c) Untersuchung in Bauchlage
Überstreckbarkeit der Hüftgelenke, Mobilität der Iliosakral- und Lumbosakralgelenke, Schmerzpunktpalpation.

Dieser letzte Teil der Untersuchung ist entscheidend für die Wahl der Lokalpunkte und deren Stichtiefe.

Folgende Regionen im Beckenbereich müssen besonders beachtet werden:

1. Die Bewegungssegmente der LWS. Abgesehen von der spezifischen Bewegungsprüfung durch den Manualtherapeuten verrät sich eine Blockierung durch die seitenbetonte Druckempfindlichkeit der paravertebralen Muskulatur. Ebenso sind die Dornfortsätze blockierter Wirbel druckschmerzhaft sowohl bei oberflächlicher (Periost) wie bei tiefer Druckpalpation (Ligamentum longitudinale).

2. Die Iliosakralgelenke. Ihre Blockierung, die sich durch Druckschmerzhaftigkeit verrät, ist ebenso wie die Wirbelgelenksblockierung von großer Bedeutung für die Auslösung von Kreuzschmerzen.

3. Der Beckenkamm. Hier finden sich sowohl periostale Schmerzen wie myalgische Druckpunkte in der angrenzenden Muskulatur.

4. Das Steißbein. Die Prüfung seiner Schmerzhaftigkeit erfolgt durch einen von der Rima ani nach oben ausgeübten Druck. Ein schmerzhaftes Steißbein ist manchmal Folge eines Traumas, öfter jedoch Ausdruck einer Tonussteigerung der Beckenbodenmuskulatur (z. B. bei gynäkologischen Affektionen).

5. Musculus errector trunci. Man findet entweder die gesamte Muskulatur in einem erhöhten Spannungszustand, oder man tastet lokal begrenzte, bleistiftähnliche Myogelosen. Solche lokale Verspannungen sind unbedingt in die Behandlung einzubeziehen.

6. Trochanter major. Der Trochanter ist entweder an seiner Außenseite druckempfindlich (wo er der Haut am nächsten liegt) oder mehr an den Ursprungsstellen des Musculus piriformis (Punkt G 30) oder Musculus gluteus medius (Trochanterspitze, Punkt G 29 T).

7. Symphyse. Infolge Lockerung durch Gravidität und Partus kann hier eine ligamentäre Instabilität zurückbleiben, die sich auch auf die Iliosakralgelenke auswirkt und eine lumbosakrale Schmerzsymptomatologie auslösen kann.

8. Hüftgelenke. Schmerzhafte Funktionseinbußen können im Sinne einer Koxalgie reflektorisch aus anderen Zonen des Beckens ausgelöst sein. Umgekehrt kann aber auch eine echte Koxarthrose Rückwirkungen auf den iliolumbosakralen „Wetterwinkel“ haben.

Akupunkturbehandlung

Wie bei allen Erkrankungen des Bewegungsapparates richtet sich die Auswahl der Punkte nach dem *Schmerzort.* Dieser ergibt sich aus den Angaben des Patienten, aus dem Ergebnis der Funktionsprüfung und aus dem Palpationsbefund.

Je nach dem Ausgangsort der Schmerzen werden diese vom Patienten mit mehr oder weniger Präzision in die obere oder untere LWS, in die Sakralgegend bis hinunter zum Steißbein oder mehr seitlich in die Nierenregion und ins Gebiet der Darmbeinkämme lokalisiert. Der Schmerz kann halbseitig oder doppelseitig sein, er

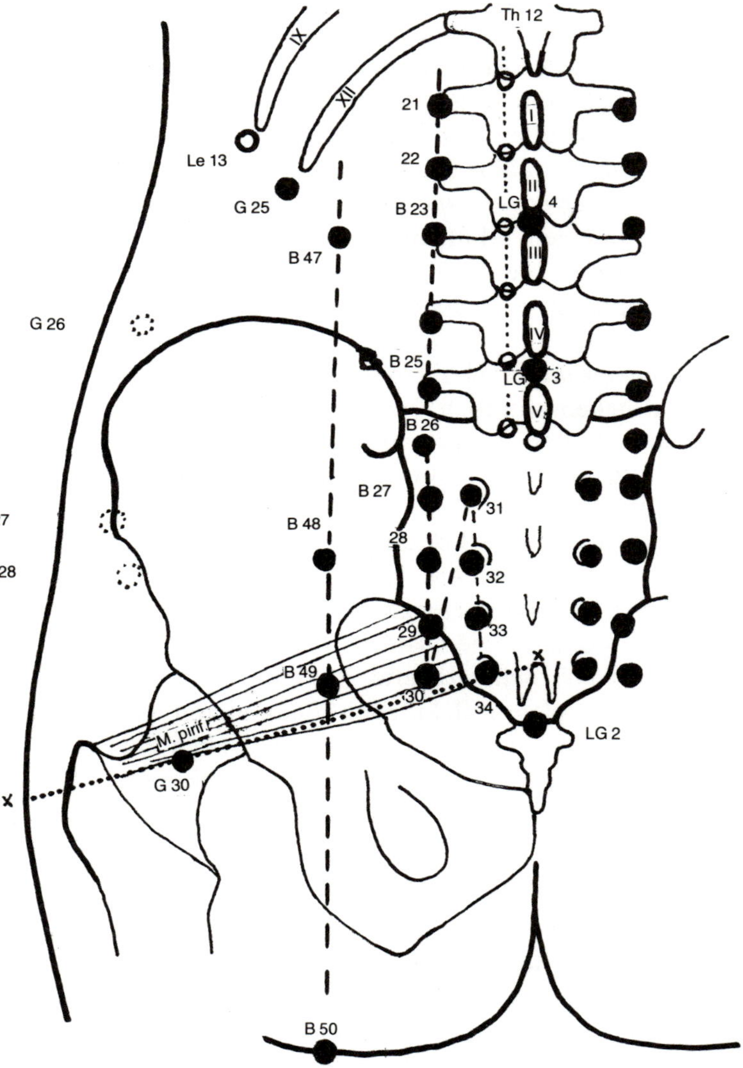

Abb. 17: Lumbosakralgegend

kann mehr transversal oder longitudinal verlaufen, er kann ins Abdomen, in die Leistengegend oder in die Beine ausstrahlen (Ischialgie).

Betroffener Meridian. Schmerzen im Bereich der Wirbelsäule entsprechen dem Lenkergefäß und dem inneren Ast des Blasen-Meridians. Bei mehr seitlicher Lokalisation gelten der äußere Ast des Blasen-Meridians und der Gallen-Meridian als betroffene Meridiane.

Ausstrahlungen in die Leistengegend entsprechen den Meridianen Le und MP.

Für die Behandlung der Lumbago hat sich nach *Bischko* das folgende Grundgerüst bewährt:
B 31, B 23, B 50 / LG 4 / G 30, G 26, G 27, G 28
als Fernpunkte B 60, B 54.

Bei median-longitudinalem Verlauf der Schmerzen werden die Punkte B 25 und B 26 dazugenommen (besonders auch dann, wenn gleichzeitig eine Obstipation besteht).

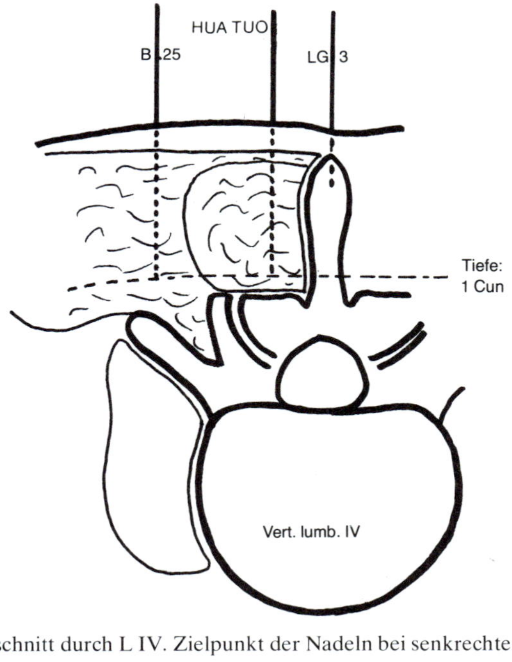

Abb. 18: Querschnitt durch L IV. Zielpunkt der Nadeln bei senkrechtem Einstich.

Von den paravertebralen Punkten (*Hua Tuo*) sticht man jene, die der segmentalen Schmerztopographie entsprechen. Der tiefe Stich an diesen Punkten führt bis zur tiefen intersegmentalen Muskulatur, deren Hypertonus einen wesentlichen Faktor der Blockierung darstellt.

Besteht eine deutliche Druckempfindlichkeit über einem Iliosakralgelenk, müssen die Punkte B 27 und B 28 genadelt, oder noch besser, infiltriert werden. Ihre weitere Kombination mit den Punkten G 30 und B 49 (Austrittsstelle von Arteria und Nervus glutaeus superior) ist besonders bei Ausstrahlung der Schmerzen in die Gegend von Gesäß und Hüftgelenk wichtig (Koxalgie).

Bei Schmerzen in der Gegend der Darmbeinkämme haben die Punkte G 26 bis 28 Vorrang.

Bei Ausstrahlung der Schmerzen in den Unterbauch und in die Leistengegend werden als Lokalpunkt MP 12 gemeinsam mit MP 6 als Fernpunkt und B 33 als Vertebralpunkt genadelt.

Für Schmerzen in der Nierengegend ist der Zustimmungspunkt der Niere B 23 und ihr Alarmpunkt G 25 zuständig.

Bei transversalem Verlauf der Schmerzen kann man mehrere Punkte kombinieren, die auf verschiedenen Meridianen, aber im gleichen Segment des Rückens liegen und ähnliche Indikationen besitzen.

Beispiele:
LG 4 — Huatuo-Punkt — B 23, B 47 oder
LG 3 — Huatuo-Punkt — B 25 oder
B 32, B 28, B 48 (G 30) für die Iliosakralgelenke oder
B 34, B 30, B 49 bei Lumbago und Ischias.

Man kann diese Punkte auch subkutan „auffädeln“, indem man z. B. von Punkt B 47 nach Punkt B 23 durchsticht.

Sind meteorologische Faktoren im Sinne einer Auslösung oder Verschlimmerung von Schmerzen mit im Spiel, müssen diese bei der Akupunkturbehandlung berücksichtigt werden.

Bei kälteempfindlichen Patienten führt man am Hauptschmerzpunkt eine lokale Erwärmung mittels Moxa durch, oder man bestrahlt die ganze Region während der Nadelung mit einer Infrarotlampe.

Im Sinne der traditionellen chinesischen Medizin werden entsprechende antike Shu-Punkte verwendet (Points chauds: G 38, B 60 oder M 41).

Als Kardinalpunkt eignet sich besonders der Punkt B 62, Einschaltpunkt für den Sondermeridian Iang-Tsiao-Mo. Er kann statt eines anderen Fernpunktes gleich am Beginn der Behandlung gestochen werden (Lage: 2 Querfinger unterhalb vom Malleolus lateralis).

Kombination mit anderen Methoden

Ohrakupunktur

Indiziert besonders bei starken Schmerzen, die man auch in der Körperakupunktur von abseits liegenden Fernpunkten aus behandelt. Die entsprechenden Punkte sind vor allem an der unteren Wurzel der Anthelix zu suchen. Da Lumbalgien auch von höher gelegenen Blockierungen der Wirbelsäule (bis zu den Kopfgelenken) ausgelöst werden können, sollte man den gesamten Wirbelsäulen-Reflexbereich testen und gegebenenfalls mitbehandeln.

Schröpfköpfe

Neuraltherapie

Zur Ausschaltung bestehender Störfelder wird besonders nach irritierten Narben, Zahnherden, chronischen Tonsillitiden gefahndet.

Manuelle Therapie

Krankengymnastik, physikalische Maßnahmen.

12. Kokzygodynie

Die Kokzygodynie — der Steißbeinschmerz — kann als Teilsymptom bei einer Lumbalgie auftreten oder als selbständige Erkrankung, die für den Patienten überaus quälend sein kann und therapeutisch schwierig zu beeinflussen ist.

Oft ist der Zusammenhang mit einem Sturz auf das Gesäß oder einer schweren Geburt offensichtlich, in der Mehrzahl der Fälle jedoch eher eine Vermutung, die dem Kausalitätsbedürfnis entspricht. Auch Mikrotraumen, wie langes Sitzen auf harter Unterlage werden angeschuldigt — die Amerikaner haben dafür den drastischen Ausdruck „Television bottom" geprägt.

Sehr häufig ist die Kokzygodynie von anderen Symptomen begleitet, wie Obstipation und Dysmenorrhö, was an eine reflektorische Entstehung über einen viszero-kokzygealen Weg denken läßt. Auch psychosomatische Faktoren, vor allem Störungen des Sexuallebens, dürften gerade hier häufig eine Rolle spielen.

Die übliche Behandlung mit physikalischen Maßnahmen und Medikamenten bleibt meistens erfolglos, und es zeugt nur von therapeutischer Ratlosigkeit, wenn von mancher Seite ernsthaft die Resektion des Steißbeins vorgeschlagen wird. Abgesehen von den seltenen Fällen einer Entzündung oder eines Tumors handelt es sich bei der Kokzygodynie um ein funktionelles Geschehen, das eine adäquate Therapie benötigt.

Die Manuelle Medizin hat hier wichtige Erkenntnisse beigesteuert. *Maigne* hat bei der rektalen Untersuchung und Abtastung des Beckenbodens regelmäßig eine schmerzhafte, meist einseitige Verspannung, vor allem des Musculus levator ani und des Musculus coccygeus gefunden. Die Massage dieser verspannten Muskulatur und die nachfolgende Manipulation des Steißbeins führen in den allermeisten, auch vorher erfolglos behandelten Fällen zu einem sofortigen Sistieren der Spannung und der Schmerzen. Die Technik ist relativ einfach: In Seitenlage wird der behandschuhte Zeige- oder Mittelfinger, wie bei der Rektaluntersuchung, eingeführt und nach Massage der Beckenbodenmuskulatur das Steißbein nach dorsal flektiert. Der Patient dreht sich nun in Bauchlage, wobei ein unter den Bauch gelegtes Kissen die Lendenlordose vermindert.

Während der innere Finger das Steißbein in maximaler Dorsalflexion hält, wird mit dem Ballen der äußeren Hand ein kräftiger, gleichbleibender Druck auf das untere Sakrumende ausgeübt. Schon nach 40—50 Sekunden spürt der Behandler, daß sich der Spasmus der Muskulatur plötzlich löst, womit der Eingriff beendet ist. Es dürfte hier der gleiche Mechanismus wirksam werden, wie bei der Behandlung einer Wirbelblockierung: Lösung eines schmerzhaften Muskelspasmus und damit Wiederherstellung des muskulären Gleichgewichtes. Bei dieser von *Maigne* angegebenen Technik dürfte allerdings noch ein zweites Moment eine Rolle spielen, und zwar die gleichzeitige Mobilisierung eines blockierten Iliosakralgelenks.

Die Lösung eines muskulären Spasmus kann bekanntlich auch durch eine Prokaininfiltration erreicht werden und ebenso durch eine Akupunktur mit entsprechender Stichtiefe.

Die Akupunkturbehandlung erfolgt grundsätzlich auf 3 Ebenen:

1. Nadelung lokaler Punkte im Bereich der schmerzhaft verspannten Muskulatur und der sie versorgenden Nerven, ergänzt durch entsprechende Fernpunkte, die auf die Region wirken.
2. Reflektorische Beeinflussung der Beckenorgane und damit Ausschaltung der von hier ausgehenden viszero-vertebralen bzw. viszero-kokzygealen Reflexe.
3. Allgemein wirksame Punkte nach den vorliegenden Modalitäten. Zunächst eine kurze Übersicht über die anatomischen Verhältnisse (Abb. 19).

Dargestellt ist die Dorsalseite des Kreuzbeins mit dem Hiatus sacralis, das als Synchondrose ausgebildete Gelenk zwischen Kreuzbein und Steißbein mit dem darüberliegenden Punkt LG 2 und das in der Regel stark nach vorne geknickte Steißbein. Zu beiden Seiten des Steißbeins findet sich hier trotz der in der Ontogenese bereits erloschenen Funktion eine longitudinal verlaufende Muskulatur, der Musculus sacrococcygeus dorsalis und (nicht sichtbar) ventralis und die breite Muskelplatte des Musculus coccygeus. Dieser ist eng verwoben mit den querverlaufenden Faserzügen des Ligamentum sacrospinosum und bildet mit dem ventral anschließenden Musculus levator ani die Beckenboden-

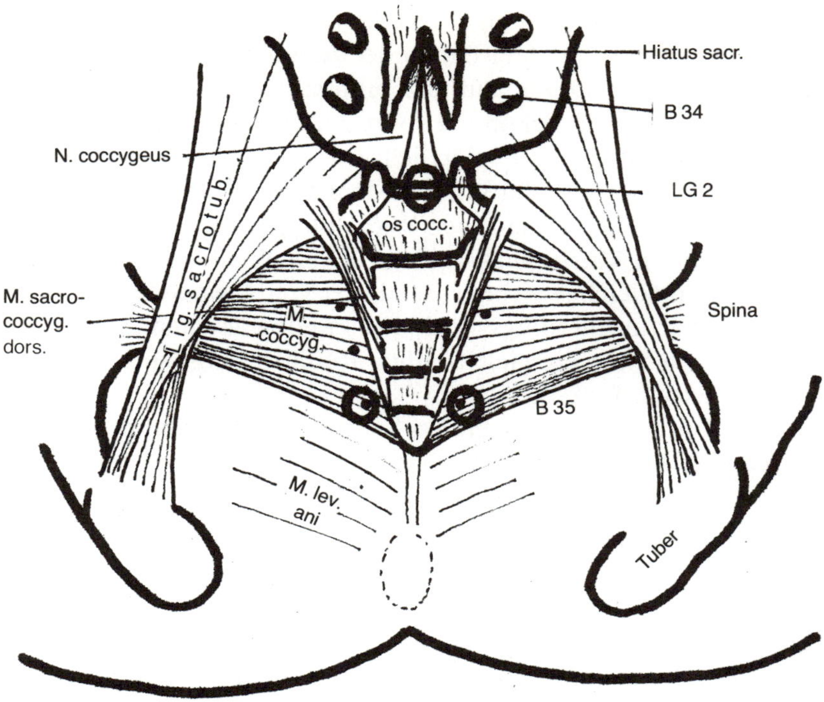

Abb. 19: Anatomie der Steißbeingegend

muskulatur. Beidseits vom Punkt LG 2 zieht der Nervus coccygeus über den 1. Steißbeinwirbel und bildet nach Durchtritt durch den Muskel gemeinsam mit dem 5. Sakralnerven und einem mittelständigen sympathischen Ganglion den kleinen Plexus coccygeus.

Aus diesem Plexus treten die Nervi anococcygei an die Dorsalseite der Muskulatur (markiert durch kleine schwarze Punkte).

Lokale Punkte
LG 2
B 35 (5 fen beiderseits von der Steißbeinspitze, bis zur Muskulatur), evtl. noch 2 Nadeln beiderseits des 1. Steißbeinwirbels.

Fernpunkte
B 57 oder B 54 (beide haben auch die Indikation „Hämorrhoiden")

Reflexpunkte für die Beckenorgane

Besonders wenn das Gewebe über dem Sakrum eine teigige Schwellung oder Verspannung aufweist. Man wählt Punkte über den Sakrallöchern (zur Auswahl B 31—B 34), als Oppositionspunkt N 11 am oberen Schambeinast und den für die Beckenorgane spezifischen Meridianpunkt MP 6.

Ein gleichzeitig bestehendes Lumbalsyndrom, speziell eine Schmerzhaftigkeit über den Illiosakralgelenken, erfordert die Miteinbeziehung dieser Region in die Punktewahl.

Im Falle, daß diese Behandlung allein nicht zum Ziele führt, ist die Punktinjektion mit Procain (Xyloneural 1%) am Hauptschmerzpunkt angezeigt, evtl. auch die Injektion (von etwa 5 ccm) aufwärts in den Hiatus sacralis, wodurch untere Sakralnerven und Nervus coccygeus gleichzeitig blockiert werden.

Schließlich die oben bereits beschriebene Manuelle Therapie.

13. Ischialgie

Als „Ischialgie“ bezeichnet man akute oder chronische Schmerzen im Verlauf des Nervus ischiadicus. Seine Wurzeln stammen aus den Segmenten L 4—S 2 und vereinigen sich vor dem Kreuzbein zum Plexus sacralis.

Der Nerv überquert als 2 cm breites und 0,5 cm dickes Band die Dorsalseite der Musculi obturator internus, gemelli und quadratus femoris. Die Anatomen beschreiben hier eine tiefe Druckfurche in der Muskulatur. Dadurch wird verständlich, daß Tonusänderungen dieser Muskeln auch Rückwirkungen auf den Nervus ischiadicus haben. Der Nervenstamm verläuft weiter an der Hinterseite des Oberschenkels (Akupunkturpunkte B 50 und B 51) und teilt sich oberhalb der Kniekehle in den Nervus tibialis (B 54) und Nervus peronaeus communis (B 53). Der letztere biegt unterhalb vom Fibulaköpfchen (G 34) nach vorne und teilt sich dabei in einen tiefen und einen oberflächlichen Ast.

Der tiefe Ast des Nervus peronaeus tritt erst zwischen den Grundgelenken der 1. und 2. Zehe wieder an die Oberfläche (Le 2) und versorgt hier sensibel ein kleines Hautareal.

Irritationen des Nerven können einerseits durch Erkrankungen des Nerven selbst auftreten, wie z. B. bei Diabetes und verschiedenen Intoxikationen, andererseits durch Druck auf den Nerven an seiner Wurzel oder in seinem weiteren Verlauf.

Eine solche Kompression an der Nervenwurzel kann durch jeden raumfordernden Prozeß erfolgen, ist aber in der Regel auf die Protrusion oder den Prolaps einer Bandscheibe zurückzuführen. Am häufigsten ist die 4. oder 5. lumbale Bandscheibe betroffen, wodurch es ja nach Lage des Prolapses zu einer Schädigung der Wurzeln L 4, L 5 oder S 1 kommt. Zahlenmäßig darf dieses Ereignis aber nicht überbewertet werden, es macht (nach *Lewit*) nur etwa 10% der Ischialgien aus.

Kompressionen des Nervenstamms durch Traumen, Tumoren, Kallus, Narbenstränge usw. sind seltene Ursachen einer Ischialgie.

Von größter Bedeutung hingegen sind die *pseudoradikulären* Schmerzen, die eine ähnliche Symptomatologie aufweisen wie die echten Wurzelsyndrome.

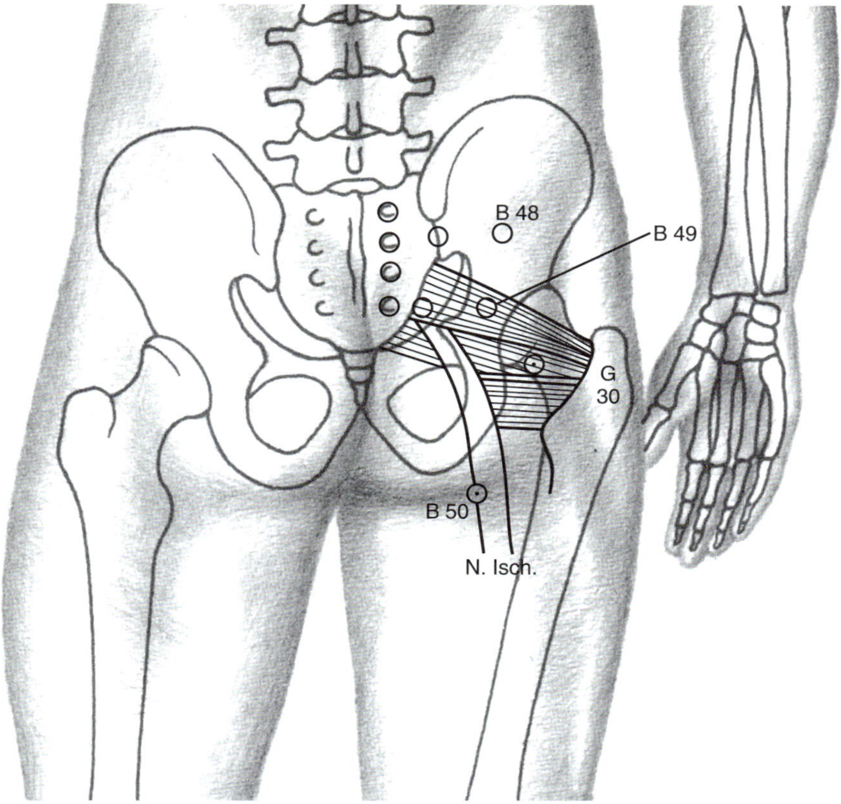

Abb. 20: Regio glutaea. Lagebeziehung des Nervus ischiadicus zur Muskulatur, insbesondere zu den Außenrotatoren (Musculus piriformis, obturatorius internus und gemelli, quadratus femoris).

Man nimmt an, daß sie durch einen reflektorisch hervorgerufenen Hypertonus ganzer, längs verlaufender Muskelketten verursacht werden. Die Auslösestellen sind oft blockierte Wirbelsegmente oder blockierte Iliosakralgelenke.

Die Schmerzen stammen entweder aus den Muskeln und ihren tendomyotisch veränderten Ansatz- und Ursprungspartien oder sind Folge einer Kompression des Nervus ischiadicus an seiner Engstelle unter dem Musculus piriformis.

Schließlich kann eine Ischialgie auch als übertragener Schmerz bei Erkrankungen innerer Organe, vor allem im Beckenbereich, auftreten.

Diese auf dem Reflexweg ausgelösten Ischialgien sind am ehesten durch Akupunktur zu beeinflussen, da es durch sie gelingt, die segmentale Reflexkette zu unterbrechen.

Anders liegen die Verhältnisse bei der Wurzelkompression durch einen Bandscheibenprolaps. Hier sind die Aussichten, durch eine Reflextherapie entscheidend einzugreifen, gering. Auch wenn vorübergehend die Schmerzen abklingen, zwingen die Rezidive früher oder später doch zu einem chirurgischen Eingriff.

Dieser hat vor allem dann Vorrang, wenn Paresen auftreten. Ein Kaudasyndrom (Reithosenanästhesie, Blasen- und Mastdarmstörungen) erfordert sogar eine sofortige Operation.

Auf das Vorliegen einer Wurzelkompression kann schon das klinische Bild hinweisen. Um die komprimierte Wurzel zu entlasten, weicht der Patient mit seiner Wirbelsäule seitlich aus. Zugleich erscheint bei dieser „Ischiasskoliose“ die Lendenlordose aufgehoben. Das *Lasègue*sche Zeichen ist bei diesen Fällen schon bei geringer Anhebung des Beines (unter 30°) positiv, die Reflexe sind abgeschwächt oder fehlen überhaupt (für L 4 der PSR, für S 1 der ASR). Meistens ist auch die motorische Kraft vermindert, wobei je nach der betroffenen Wurzel der Zehenstand (S 1) oder der Fersengang (L 5) auf der erkrankten Seite stark beeinträchtigt sind. Sensible Störungen, meist in Form einer Hypästhesie oder von Parästhesien, erhärten den Verdacht auf eine Wurzelkompression. In solchen Fällen sollte man die Diagnose durch eine Myelographie sichern. Nur wenn ein operativer Eingriff nicht dringlich erscheint, kann man auch in diesen Fällen eine Akupunkturbehandlung versuchen.

Akupunkturbehandlung der Ischialgie

Wie bei allen Erkrankungen des Bewegungsapparates wird nach den Angaben des Patienten und dem erhobenen Befund der Schmerzort genau abgegrenzt.

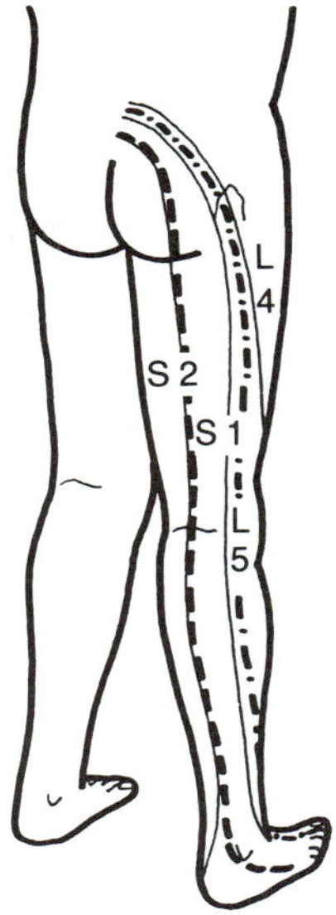

Abb. 21: Schmerzverlauf bei Ischialgie:
A) Hinterseite des Beins, Wurzel S 1 – – – zur Kleinzehe
B) Seitlich außen, Wurzel L 5 –·–·– zur Großzehe

Die Ischialgie hat 2 typische Lokalisationen (Abb. 21). Im einen Fall verläuft der Schmerz über das Gesäß und den Trochanter maior zur Außenseite des Beins (Generalstreifen) und biegt vor dem Außenknöchel zum Fußrücken und evtl. zur großen Zehe ab (Wurzel L 5). Im anderen Fall zieht der Schmerz über die Hinterseite des Beins an der Grenze zwischen den Dermatomen S 1 und S 2 und biegt hinter dem Außenknöchel zum Außenrand des Fußes und zur kleinen Zehe um (Wurzel S 1).

Reflektorische (pseudoradikuläre) Formen der Ischialgie strahlen oft nur bis zur Kniekehle aus und zeigen auch sonst einen eher atypischen Verlauf.

Die betroffenen Meridiane sind je nach Schmerzverlauf der G- oder der B-Meridian. Es können auch beide Meridiane beteiligt sein, wenn der Schmerzverlauf nicht streng segmental ist.

Bei der Schmerzpunktpalpation zeigt sich, daß die gefundenen Schmerzpunkte meistens den Akupunkturpunkten entsprechen. Sie sind zum großen Teil identisch mit den uns geläufigen *Valleix*schen Punkten (Abb. 22). Bei der Untersuchung müssen die Struk-

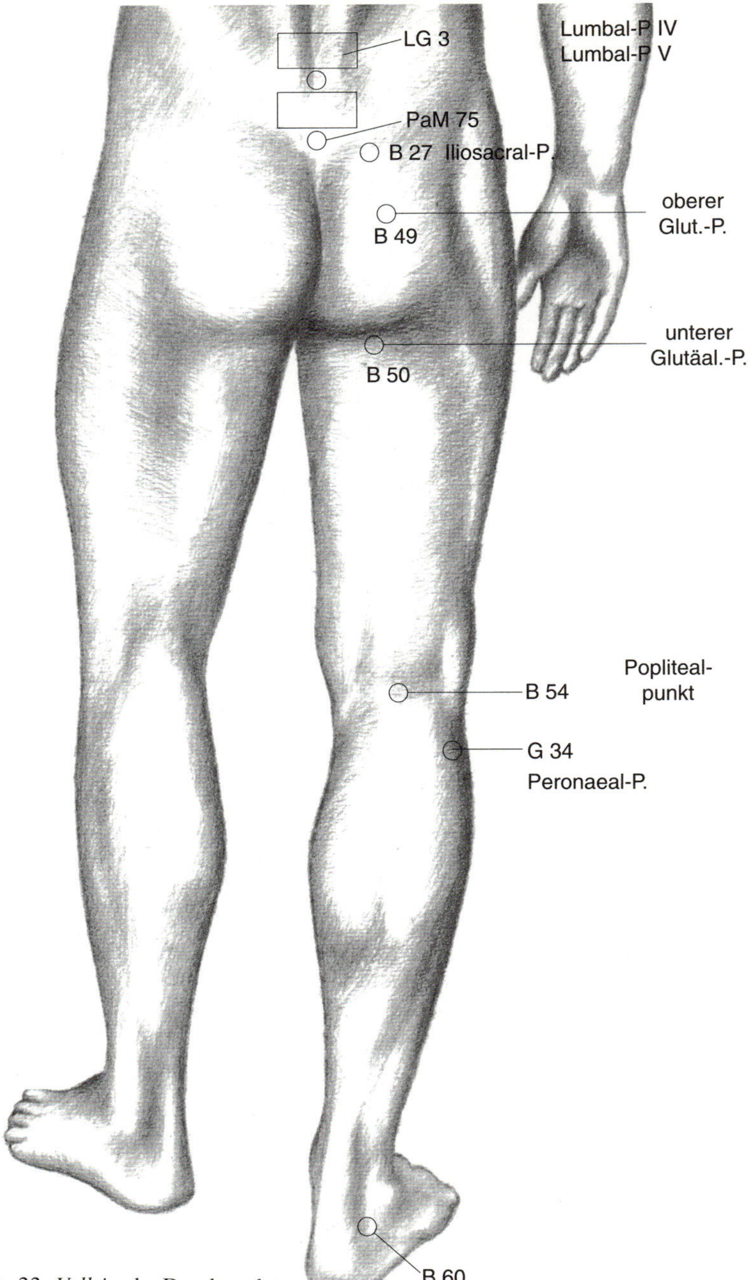

Abb. 22: *Valleix*sche Druckpunkte

turen des Beckens besonders beachtet werden: Druckempfindlichkeit der Dornfortsätze, der Ligamenta interspinosa, der paravertebralen Muskulatur und der Iliosakralgelenke sind wichtige Hinweise auf die einzuschlagende Behandlung.

Die Muskulatur im Bereich der Darmbeinschaufeln zeigt hauptsächlich „persönliche Punkte", die unbedingt in die Behandlung einzubeziehen sind.

Hauptpunkte für die Akupunkturbehandlung (nach *Bischko*) (Abb. 23):

B 31, B 32, B 33, B 34, (Foramina sacralia)

B 50, B 51, B 54 (Verlauf des Nervus ischiadicus)

B 60, B 62, (Fernpunkte, B 62 auch Kardinalpunkt)

G 30, G 32, G 34, G 37, (für den lateralen Schmerzverlauf)

Vertebralpunkte: paravertebrale Punkte nach Huatuo (L 4, L 5) und LG 3.

Spontanschmerz und Druckempfindlichkeit der Iliosakralgelenke sind oft Zeichen einer hier bestehenden Blockierung, wobei es zu einer Tonuserhöhung (Spasmus) des Musculus piriformis kommt. Diese Blockierungen der Iliosakralgelenke gehören zu den wichtigsten Ursachen einer reflektorischen Ischialgie.

Die Behandlung erfolgt über folgende Punkte:

B 26, B 27, B 28 (über den Iliosakralgelenken),

B 29, B 30 und B 49 (über dem Musculus piriformis und nahe der Austrittsstelle von Arteria und Nervus glutaeus superior am Foramen suprapiriforme),

G 30 (liegt gleichfalls über dem Musculus piriformis, Lokalisation nach chinesischen Angaben: zwischen mittlerem und lateralem Drittel einer Linie, die vom Trochanter zum Hiatus sacralis gezogen wird).

Eine besonders intensive Wirkung erzielt man, wenn man mehrere in gleicher Höhe liegende Punkte sticht:

B 32, B 28, B 48 oder B 34, B 30, B 49.

Die Punktinjektion mit einer 1%igen Lösung (5 ml) eines Procainderivates mit geringem Cortisonzusatz ist besonders wirksam im Bereich von druckempfindlichen interspinösen Ligamenten und an schmerzhaften Iliosakralgelenken.

Bei deutlicher Beziehung zu meteorologischen Faktoren, vor allem Kälte, wird nach klassischen Überlegungen der Funktions-

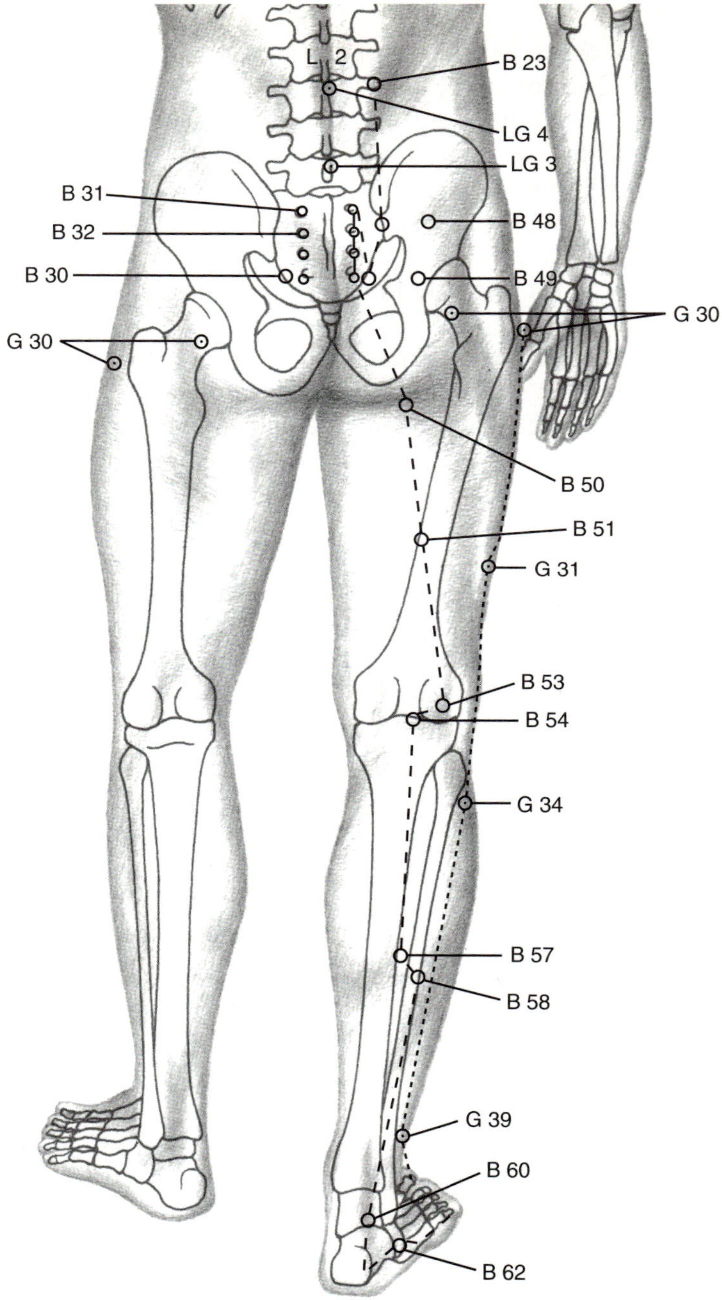

Abb. 23: Die wichtigsten Akupunkturpunkte zur Behandlung der Ischias

kreis der Niere durch Nadelung der Punkte B 23 und B 47, evtl. auch G 25 angesprochen.

Da in vielen Fällen von Ischialgie die arterielle Durchblutung auf der befallenen Seite reflektorisch vermindert ist, sollte man noch die Punkte MP 6, B 58, M 36 und Le 2/3 in Betracht ziehen.

Die Ohrakupunktur wurde gerade bei der Ischias bereits im Altertum erfolgreich angewandt. Die schnelle Wirkung der Ohrakupunktur und die nachhaltige Wirkung der Körperakupunktur können vorteilhaft miteinander kombiniert werden.

14. Meralgia paraesthetica

Ziehende, oft auch brennende Schmerzen an der (Vorder-) Außenseite des Oberschenkels, verbunden mit Paraästhesien, kennzeichnen einen Reizzustand des rein sensiblen Nervus cutaneus femoris lateralis. Man zählt die Erkrankungen zu den Engpaß-Syndromen, weil der Nerv an seiner Austrittsstelle aus dem Bekken, medial von der Spina iliaca anterior superior, bei Streckung des Hüftgelenkes unter Druck gerät. Auch äußere Ursachen, wie das Tragen eines Bruchbandes oder eines Stützkorsetts, können die Beschwerden auslösen. Differentialdiagnostisch ist an eine hohe lumbale Diskushernie zu denken, ebenso an eine Frühmanifestation einer diabetischen Neuropathie.

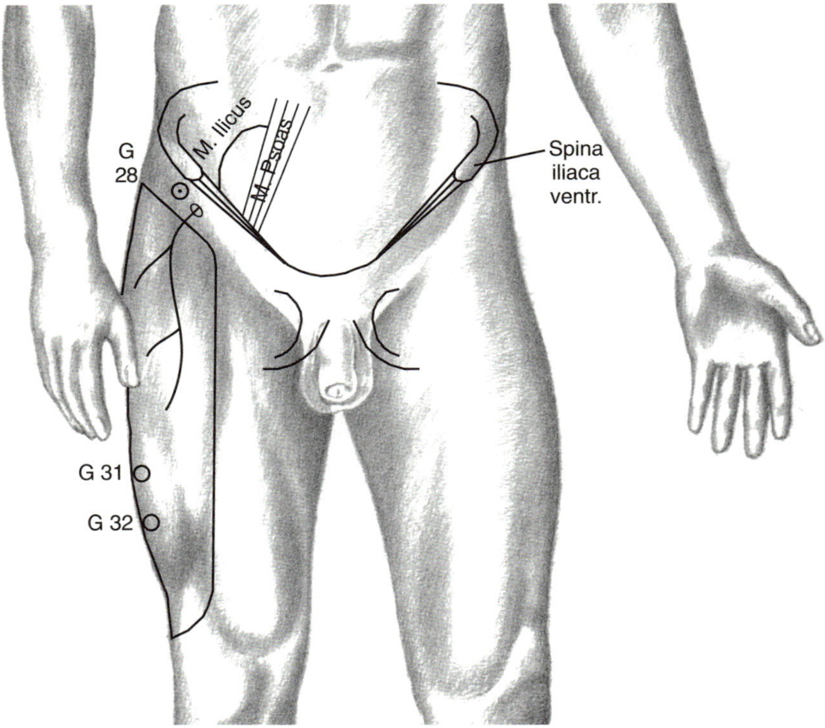

Abb. 24: Meralgia paraesthetica. Austrittsstelle und Ausbreitungsgebiet des Nervus cutaneus femoris lateralis

Therapie: Lokale Infiltration mit einem Lokalanästhetikum an der Austrittsstelle des Nerven, 2 cm medial und kaudal von der Spina.

Akupunktur

Punkte an der Austrittsstelle: G 27, G 28.
Im Verlauf des G-Meridians an der Außenseite des Oberschenkels Setzen längerer Nadeln subkutan („Auffädeln des Meridians") bis zum Ende des Schmerzareals in der Kniegegend.

15. Restbeschwerden nach Bandscheibenoperationen

Im Durchschnitt der Statistiken kommt es in etwa 10% der Fälle zu einem echten „Rezidiv“, gewöhnlich einem neuerlichen Prolaps in anderer Etage. Die Operation selbst führt in 85% der Fälle zu einer Beschwerdefreiheit oder zumindest einer weitgehenden Besserung. Es gibt also doch eine Anzahl von Patienten, die auch nach einer völlig einwandfrei durchgeführten Operation noch Restbeschwerden haben.

Die Ursachen sind gewöhnlich in den Sekundärstörungen zu suchen, die im Laufe der Erkrankung aufgetreten waren: persistierende Blockierungen in der LWS, Störungen in den Iliosakralgelenken und Störungen im Muskelgleichgewicht durch die entstandenen Paresen.

Bei weiter bestehenden Wirbelblockierungen ist natürlich in der postoperativen Phase eine Manipulation nicht möglich. Hier kann sowohl durch Infiltrationen wie durch Akupunktur zumindest die muskuläre Komponente der Blockierung günstig beeinflußt werden (paravertebrale Punkte im Operationsgebiet). Hierbei können auch Nadeln entlang der Operationsnarbe gesetzt werden in der Annahme, daß auch die Narbe Ausgangspunkt störender Impulse sein könnte.

Schmerzen in den Iliosakralgelenken und eine verbliebene Ischialgie werden auf die bereits beschriebene Art behandelt (siehe Kapitel „Ischialgie“).

Besondere Beachtung ist dem durch die Paresen entstandenen Ungleichgewicht in der Muskulatur zu schenken.

Die Wiederherstellung eines normalen Muskelstereotyps ist wohl Hauptaufgabe der Krankengymnastik, doch kann hier die Akupunktur durch Stimulierung bzw. Relaxierung geschwächter oder hypertonischer Muskeln ihren Beitrag leisten.

Eine entscheidende Bedeutung kommt der Akupunktur allerdings durch ihre Allgemeinwirkung zu. Die Erhöhung der allgemeinen Schmerzschwelle, wie sie regelmäßig bei Akupunktur auftritt, die Beeinflussung einer vegetativen Dystonie und die psychische Aufhellung sind für die Rehabilitation dieser Patienten oft ausschlaggebend.

Rein lokal gibt auch eine Punktion der unteren und oberen Narbenendpunkte sowie eine zickzackförmige Stichform entlang der Narbe (in etwa 5 mm Entfernung in einem Winkel von 45°) deutliche Erleichterung.

16. Koxarthrose

Schmerzen und Bewegungsstörungen im Hüftgelenk entstehen entweder durch eine Erkrankung des Gelenkes bzw. seiner umgebenden Weichteile oder reflektorisch aus der weiteren Umgebung bei Störungen der Statik, ebenso aber auch als Begleitsymptom einer Lumboischialgie.

Diese *Koxalgie* mit ihrem negativen Röntgenbefund hat natürlich eine viel bessere Prognose als organische Veränderungen im Gelenk. Nach Ausschaltung der auslösenden Ursache verschwindet die Koxalgie entweder von selbst oder ist einer Behandlung mit physikalischen Maßnahmen, Manueller Therapie und auch Akupunktur gut zugänglich.

Demgegenüber sind die Chancen, die man einer konservativen Behandlung der Koxarthrose gibt, gering, und es ist verständlich, daß mancher, angesichts der schweren Zerstörungen, die das Röntgenbild zeigt, einer therapeutischen Resignation verfällt. Arzt und Patient warten dann nur mehr auf den geeigneten Zeitpunkt für eine Endoprothese.

Dieser Pessimismus ist aber doch nicht ganz berechtigt. Der Schmerz bei der Koxarthrose stammt ja nicht nur aus dem erkrankten Gelenk selbst, sondern zum großen Teil auch aus den funktionell überforderten Muskeln und Bändern. Hier kann man therapeutisch eingreifen und dadurch den Gesamtinput an Schmerzimpulsen zum Rückenmark entscheidend vermindern.

Die Koxarthrose kann sekundär auf dem Boden einer angeborenen oder erworbenen Deformität entstehen (z. B. Hüftgelenksdysplasie, M. Perthes, Epiphysenlösung) oder als Endstadium einer entzündlichen Erkrankung (z. B. Polyarthritis, Morbus Bechterew). Primäre Koxarthrosen lassen oft eine erbliche Disposition erkennen. Pathogenetisch dürften lokale Durchblutungsstörungen und vorzeitige Alterungsvorgänge (Malum coxae senile) eine Rolle spielen.

Die Schmerzen bei einer Koxarthrose sind einerseits bedingt durch den fortschreitenden Knorpelabbau im Gelenk und die dadurch hervorgerufenen entzündlichen Reaktionen der Gelenkskapsel. Andererseits kommt es durch die andauernd starken nozizeptiven Impulse im Rückenmark zu einer Steigerung der Reflextätigkeit auf segmentaler Ebene, d.h. zu einer Tonussteigerung bestimmter Muskelgruppen bei gleichzeitiger Abschwächung ihrer Antagonisten und zu vegetativen Fehlsteuerungen, die vor allem die Durchblutung beeinträchtigen.

Tilscher und Mitarbeiter konnten die reflektorischen Zusammenhänge zwischen Gelenk und Muskulatur experimentell demonstrieren, indem sie die Ruheaktivität in bestimmten Muskeln elektromyographisch registrierten und anschließend die Rezeptoren im Hüftgelenk durch Injektion von Xyloneural blockierten. In 8 von 10 Fällen kam es innerhalb von 5—15 Minuten zu einem Erlöschen der Ruhepotentiale, verbunden mit einem Sistieren oder Nachlassen der Spontanschmerzen. Klinisch machen sich diese Muskeln nicht nur durch eine tastbare Tonuserhöhung bemerkbar, sondern auch durch das Auftreten von Schmerzpunkten, die ja ihrerseits sekundäre Störstellen im Segment darstellen. Ihre Ausschaltung durch den „konkurrierenden Reiz" der Akupunktur und die Relaxation des schmerzhaft hypertonischen Muskels wäre eine Erklärung für die Wirksamkeit der Nadeltherapie auch im Sinne eines energetischen Ausgleichs zwischen hyper- und hypotoner Muskulatur.

Dieser Verlust des muskulären Gleichgewichtes ist ein wichtiger Faktor in der Pathologie der Koxarthrosen.

Die Einschränkung der Beweglichkeit in den verschiedenen Richtungen erfolgt nicht gleichmäßig, sondern in einer bestimmten charakteristischen Reihenfolge. Als erstes ist die Innenrotation eingeschränkt oder zumindest schmerzhaft. Ebenso gehört der Verlust der Überstreckbarkeit des Hüftgelenkes (etwa 10°, Prüfung in Bauchlage) zu den Frühsymptomen. Das Überwiegen der Außenrotatoren gegenüber den Innenrotatoren führt zur charakteristischen, nach außen gedrehten Haltung des Beins. Nach dem Verlust der Überstreckbarkeit entwickelt sich relativ frühzeitig eine Beugekontraktur, zu deren Kompensation das Knie abgebeugt wird. Dadurch kommt es aber zwangsläufig zu einem Beckenschiefstand und gegensinniger Rotation der beiden Darmbeine. Die Folge davon sind Sekundärschmerzen in LWS und Iliosakralgelenken. In der Mehrzahl der Fälle kommt es schließlich zu einer Verkürzung der Adduktoren.

Der Beschwerdekomplex bei der Koxarthrose setzt sich schließlich aus folgenden Faktoren zusammen:

1. Rezeptorenschmerz aus dem Gelenk,
2. tendomyotische, pseudoradikuläre Schmerzen aus reflektorisch-hypertonischen Muskeln,
3. Verlust des muskulären Gleichgewichtes mit Ausbildung von Kontrakturen und
4. Sekundärstörungen am Becken und in den Kniegelenken.

Die Lokalisation der Schmerzen zeigt in Bezug auf ihre Häufigkeit folgende Reihenfolge:

1. Leistengegend mit einem Hauptschmerzpunkt über dem inneren Azetabularrand, wo der Musculus iliopsoas das Hüftgelenk überquert. (2 Querfinger seitlich der Arteria femoralis und ebensoweit unter der Inguinalfalte. Entspricht etwa dem Punkt MP 12),
2. Lendenwirbelsäule,
3. Gesäßgegend,
4. Kniegelenk (Im Frühstadium können Knieschmerzen das einzige Symptom sein!) Bevorzugt ist hier die Innenseite des Tibiakopfes unter dem Pes anserinus und dem Einstrahlungsfeld des Musculus semimembranosus (Punkt MP 9),
5. Trochanter major, besonders im Ansatzgebiet der Hüftgelenksadduktoren und des Musculus piriformis (Punkt G 30),
6. der obere Symphysenrand und Oberkante des horizontalen Schambeinastes, Ursprungsfeld des Musculus pectineus (Punkt M 30),
7. Iliosakralgelenke,
8. Crista ilica.

Ist die Koxarthrose noch nicht allzuweit fortgeschritten, können die Beschwerden durch eine konservative Behandlung immer wieder für kürzere oder längere Zeit gebessert werden. Entzündliche Schübe kann man oft sehr erfolgreich durch 1—2 intraartikuläre Cortisoninjektionen kupieren. Der muskuläre Hypertonus ist durch Massage, örtliche Erwärmung durch Kurzwelle, vor allem aber durch balneologische Maßnahmen temporär zu beeinflussen. Schließlich vermag eine heilgymnastische Behandlung das gestörte Gleichgewicht der Muskulatur wiederherzustellen und damit auch die Sekundärstörungen zu bessern. Damit gelingt es, die

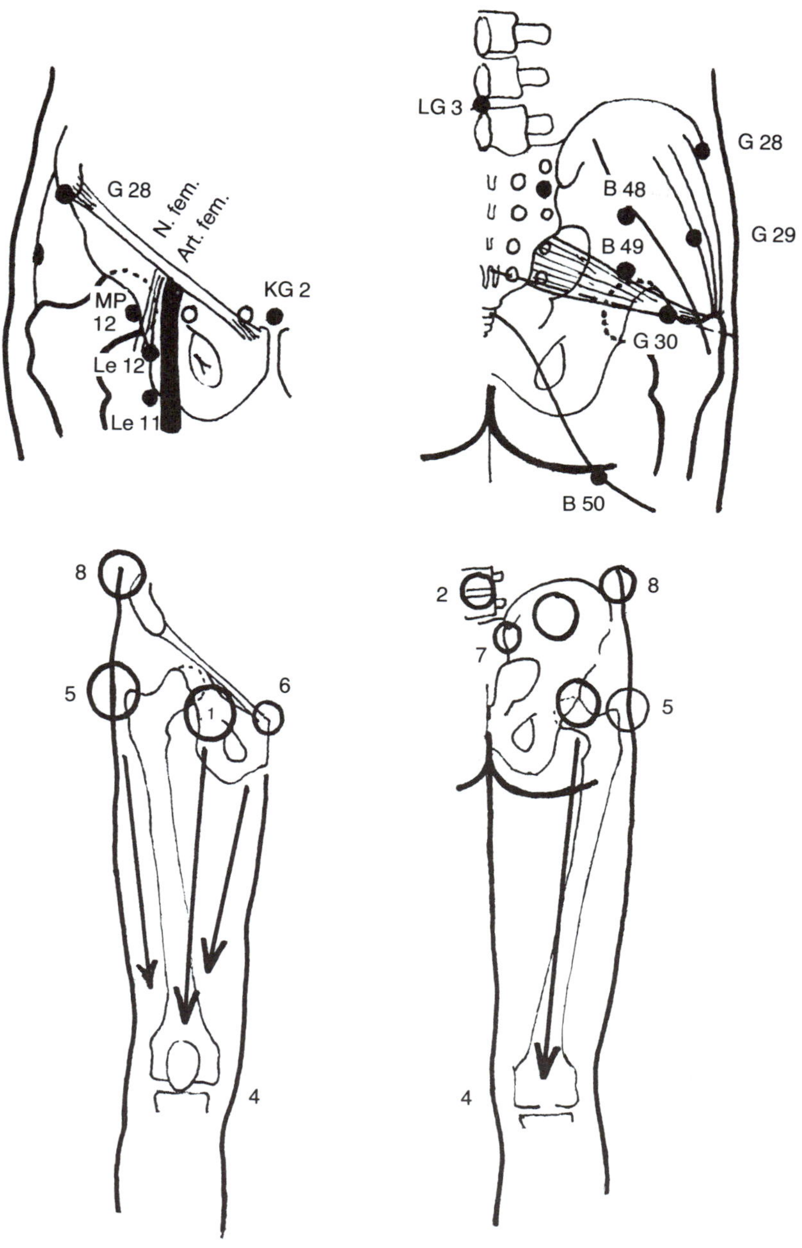

Abb. 25: **Koxarthrose**
oben: Lokale Punkte – unten: Schmerzpunkte

Progredienz der Erkrankung zu bremsen und den prothetischen Gelenkersatz zumindest hinauszuzögern.

Die Manuelle Therapie hat eine ausgezeichnete Indikation bei der Koxalgie, bei der ja reflektorische Muskelverspannungen die Hauptrolle spielen. Durch Traktion in Richtung der Beinachse oder in Richtung des Schenkelhalses wird die Spannung hergestellt und dann durch kurzdauernde Zugverstärkung die Muskulatur „überrumpelt", wobei es zu einem kurzen Klaffen der Gelenkflächen kommt. Auch die sekundären Blockierungen in LWS und Iliosakralgelenken sind ein geeignetes Objekt für die Manuelle Therapie.

Akupunktur bei Koxarthrose

Bei der Wahl der Punkte geht man wieder vom Schmerzort aus, wie er vom Patienten angegeben wird. Wird der Schmerz im Gelenk selbst empfunden, so lokalisiert ihn der Patient vor allem in Gesäß- und Leistengegend.

Als Hauptpunkte für die Behandlung der Koxarthrose werden in der Literatur *(Bachmann,* Outlines) die Punkte G 30 und G 29 angeführt. Ihre Lage entspricht einerseits dem Hüftgelenk selbst, andererseits Muskeln, die in der Gelenkspathologie eine Rolle spielen.

Folgt man den chinesischen Angaben, so liegt der Punkt G 30 zwischen äußerem und mittlerem Drittel einer Linie, die den äußersten Punkt des Trochanter major mit dem Hiatus canalis sacralis verbindet. Die hier senkrecht eingestochene Nadel erreicht den oberen Rand des Schenkelhalses und die hier weit herunterreichende Kapseltasche. Ebenso wird der Musculus piriformis erreicht, der von der Innenseite des Trochanter major durch das Foramen ischiadicum majus zur Vorderseite des Sakrum zieht. Dieser Muskel steht auch bei den Blockierungen in der unteren LWS und im Iliosakralgelenk unter erhöhter Spannung. Diese scheint auch mitverantwortlich zu sein für die bei Koxarthrose vorhandene, geradezu pathognomonische Außenrotation des Beins. Die Relaxation dieses Muskels bedeutet daher gleichzeitig Beeinflussung der pseudoradikulären Schmerzen wie des verlorenen Gleichgewichtes zwischen Außen- und Innenrotatoren. Die Lage des Punktes G 30 wird von *Bachmann* anders angegeben: danach befindet er sich an der Außenseite des Trochanter major, dort, wo er sich am meisten lateral vorwölbt.

Nach dem gleichen Autor liegt der Punkt G 29 an der Spitze des Trochanter major, während er sich nach chinesischen Angaben am Mittelpunkt einer Linie zwischen G 28 (Spina iliaca anterior superior) und dem Punkt G 30 befindet. In der Praxis haben alle diese Lokalisationen ihre Berechtigung. An der Außenseite des Trochanter setzt der Musculus glutaeus medius, der Hauptmuskel für die Abduktion an. Zwischen ihm und dem Trochanter liegt ein Schleimbeutel. Seine Alteration führt zu der bekannten, oft überaus hartnäckigen Bursitis trochanterica. Der nach chinesischen Angaben lokalisierte Punkt G 29 befindet sich über dem Muskelbauch des Musculus glutaeus medius und dem noch tiefer gelegenen Musculus glutaeus minimus.

Strahlen die Schmerzen an der Außenseite des Oberschenkels zum Knie aus, werden weitere Punkte des G-Meridians einbezogen: G 31, G 32 und G 34. *Liertzer* hat einen besonders druckdolenten Punkt eine Hand breit unter dem Trochanter major beschrieben, dessen Schmerzhaftigkeit in direkter Abhängigkeit vom Schweregrad der Koxarthrose zu stehen scheint (Vorläufige Bezeichnung LP = lower point of the hip).

Die eine Koxarthose begleitenden oder manchmal sogar dominierenden Knieschmerzen werden mit den üblichen Gonarthrosepunkten behandelt (= B 54, G 34, M 36, MP 9 und patellare Bachmannpunkte).

Schmerzen, die mehr über die Vorderseite des Oberschenkels ausstrahlen und dem Musculus rectus femoris entsprechen, werden über die Punkte M 31 und M 32 behandelt.

Klagt der Patient mehr über Schmerzen an der Innenseite des Oberschenkels, sind die Punkte des Leber-Meridians Le 12 und Le 11 angezeigt. Sie liegen an der Außenseite der Arteria femoralis über dem sich hier aufsplitternden Nervus femoralis. Die beiden Punkte liegen ganz knapp an der Arterie, so daß bei ihrer Punktur sicherlich auch die Gefäßnerven erreicht und damit auch der vegetative Quadrant beeinflußt wird.

Der Punkt MP 12 liegt am Azetabularrand des Hüftgelenkes. Die hier senkrecht eingestochene Nadel erreicht den Nervus femoralis, den darunterliegenden Musculus iliopsoas und schließlich in der Tiefe die Gelenkskapsel.

Schmerzen im Gesäß werden über die Punkte B 48 und B 49 behandelt, aber auch über individuelle myalgische Punkte in der Darmbeingrube.

Bei Ausstrahlen der Schmerzen an der Hinterseite des Oberschenkels zum Knie wird wie bei Ischialgie behandelt (B 50, B 51, B 54, B 60).

Fernpunkte

Der Punkt G 41, der ganz allgemein die Indikation „Rheuma der großen Gelenke, Myogelosen“ besitzt, ist zugleich der Kardinalpunkt für den Sondermeridian TAE-Mo, das Gürtelgefäß. Ebenso eine Indikation für „rheumatische Beschwerden aller Gelenke und Muskeln" haben die benachbarten Punkte G 43, G 40, und G 39.

Der Punkt G 43 hat eine interessante Entsprechung in der Handakupunktur, an der Schwimmhaut zwischen 4. und 5. Finger zwischen Punkt 2 und 3 des Meridians 3E. Beide Punkte befinden sich also an den entgegengesetzten Enden des altchinesischen Meridianpaares G—3E.

In ähnlichem Sinne werden die Punkte G 41 und 3E 5 paarweise als Kardinalpunkte (Anfang und Ende des Programms) eingesetzt.

Vertebralpunkte

Das Hüftgelenk wird, hauptsächlich über den Nervus obturatorius, aus den Rückenmarksegmenten L 2—L 4 innerviert. Aus den gleichen Segmenten erhalten jene Muskeln ihre motorischen Impulse, die im Verlauf einer Koxarthrose zur Kontraktur neigen, das sind vor allem der Musculus quadriceps femoris und die Adduktoren. Es ist denkbar, daß die gesteigerte Reflexerregbarkeit in diesen Segmenten Anteil an den häufigen Blockierungen der LWS hat. Ist also die LWS in den Beschwerdekomplex einbezogen, ist eine Segmentbehandlung mit den Punkten B 22, 23 und 24 sowie den zugehörigen Paravertebralpunkten nach Hua-Tuo angezeigt, bei interspinöser Druckempfindlichkeit auch noch der Punkt LG 3.

Die Störung des Muskelgleichgewichts wird wohl in erster Linie krankengymnastisch zu behandeln sein. Doch sollte man auch im Rahmen der Akupunkturbehandlung daran denken, daß man durch entsprechende Technik hypertonische Muskulatur entspannen und hypotonische stimulieren kann. Man werde also etwa Punkte der Glutäalmuskulatur stark stimulieren, dagegen die Quadrizepsgruppe durch Liegenlassen der Nadel relaxieren.
Für einzelne Punkte kann es zweckmäßig sein, eine

Punktinjektion durchzuführen. Dies gilt vor allem für synoviale Reizzustände im Hüftgelenk, die man durch Injektion von Xyloneural mit etwas Cortisonzusatz meistens schnell kupieren kann. Als Ort der Injektion eignet sich der Punkt MP 12 oder der Punkt

G 30 mit Nadelführung in Richtung des Gelenkes. Auch die Blokkade des Nervus obturatorius bringt oft schnelles Abklingen einer Exazerbation.

Die *Ohrakupunktur* vermag in vielen Fällen eine rasche, manchmal sofortige Schmerzlinderung herbeizuführen. Wegen der relativ kurzen Wirkungsdauer wird sie am besten mit der Körperakupunktur kombiniert.

Die Manuelle Therapie hat, wie bereits gesagt, ihre Hauptindikation bei der Koxalgie. Die Akupunktur kann dabei entweder wertvolle Vorarbeit leisten oder bei Fortbestand muskulärer Kontrakturen und Schmerzen die Manipulation ergänzen. Auch für Sekundärstörungen, wie Blockierungen in der LWS und in den Iliosakralgelenken besteht oft eine Indikation zur manuellen Behandlung.

Akupunkturbehandlung der Koxarthrose aus traditioneller Sicht

Nach der chinesischen Tradition ist die *Niere* (einschließlich Nebenniere) die Bewahrerin der anzestralen (von den Vorfahren ererbten) Energie, die Temperament und Konstitution des Menschen prägt. Von den 5 Gewebsschichten der Körperoberfläche ist ihr das Knochensystem zugeordnet. Äußere (Wind, Feuchtigkeit, Kälte) und innere (Sorge, Angst, Streß) Ursachen beeinträchtigen die Funktion der Niere und führen zu einer Entleerung ihrer Yang-Energie. Psychische und physische Asthenie führen zu Osteoporose und Entkalkung. Die Arthrose kommt zustande durch eine Verlangsamung und Stagnation der zirkulierenden Energie, ihre Kondensation führt zur Osteophytenbildung. Diese Stagnation der Energie führt zu einem Zustand der Kälte im Gelenk, der seinerseits wieder die Niere zusätzlich schädigt. Nach der 5 Elementenlehre unterdrückt die Kälte das Feuer, dem die beiden funktionellen Systeme KS und 3E angehören. Davon ist KS für die Gefäße und die Blutzirkulation, 3E für die Ernährung der Zellen zuständig.

Es geht zunächst darum, die Verteilung der anzestralen Energie wieder in Gang zu bringen über die Sondermeridiane Du Mai (= Tou Mo) mit dem Einschaltpunkt Dü 3 und Yang-Tsiao-Mo (B 62).

Die ernährende, trophische Energie wird von den Transportpunkten KING (für Yin) und Ho (für Yang) mobilisiert.

Schließlich wird die Verteidigungsenergie (Wei) angesprochen, die äußere pathogene Energien abwehren soll (Wind, Kälte, Feuchtigkeit). Die Behandlung geht also über folgende Punkte:

1. KING-Punkte (Yin): MP 5, Le 4, N 7
2. IONG-Punkte (Yin): Le 2, MP 2, N 2 } „points chauds"
3. KING-Punkte (Yang): B 60, G 38, M 41 } „points chauds"
4. Örtliche Meridianpunkte:
   Le 10, Le 11, Le 12
   MP 12, M 30, G 30
   B 49, B 50, G 28, G 29
5. Dü 3 (Kard. P. für Tou Mo): B 62 (K. P. für Yang Tsiao Mo)
6. G 41 (K. P. für Tae Mo) 3E 5 (K. P. für Yang Oe) paarweise Anwendung dieser Kardinalpunkte, die für alle Schmerzen zuständig sind. Das 2. Paar (G 41 + 3E 5) darf erst nach eingetretener Besserung eingesetzt werden. Beginn immer mit dem ersten Paar (Dü 3 und B 62) (jedoch nicht als erste oder letzte Punkte einer Kombination).
7. zur Verbesserung der Durchblutung: KS 6 oder KS 7
8. Stimulierung der Wei-Energie über 3E 3 und 3E 4 und durch Nadelung KG 5, KG 10, KG 13, KG 17
9. Zustimmungspunkte B 22 (3E), B 23 (N), B 24 (Vertebralpunkte!)

Die hier genannten Punkte sind zum Teil identisch mit den aus anderen Überlegungen heraus gewählten.

17. Gonarthrose

Das Kniegelenk ist das meist beanspruchte, aber zugleich funktionell-morphologisch am schlechtesten abgesicherte Gelenk des menschlichen Körpers. Die Stabilität des Gelenkes und seine Führung bei Bewegungen ist nur in geringem Ausmaß durch den Bau der knöchernen Gelenksteile gewährleistet, in der Hauptsache hängt sie vom ungestörten Zusammenspiel der umgebenden Weichteile, der Kapsel, der Ligamente und der Muskeln ab. Dieses Zusammenspiel erfordert eine überaus präzise nervale Steuerung, die auch dementsprechend störanfällig ist.
Die häufigsten Ursachen für eine Störung der Kniegelenksfunktion:

1. Verletzungen, vor allem des Bandapparates (Seitenbänder, Kreuzbänder) und der Menisci.
2. Entzündungen, zumeist im Rahmen einer Polyarthritis, eines Morbus Bechterew oder einer chronischen Gicht.
3. Degenerative Vorgänge am Knorpel mit reaktiven knöchernen Proliferationen: Gonarthrose.
4. Funktionelle Störungen durch Veränderung der statischen Verhältnisse bzw. Versagen einer bisherigen muskulären Kompensation, z. B. beim X-Bein, O-Bein, Plattfuß.
5. Sekundärstörungen und projizierte Schmerzen, vor allem bei Erkrankungen des Hüftgelenks (Knieschmerzen sind oft das einzige Symptom einer beginnenden Koxarthrose!).

Unter den genannten Störungen des Kniegelenkes nimmt die Gonarthrose sowohl nach der Zahl der Erkrankungen wie nach der Behandlungsdauer eine führende Rolle ein. Sie ist die häufigste Extremitätenarthrose, Frauen sind 4mal so häufig befallen wie Männer.

Für die Diagnose sind Röntgenbild, BSG und Rheumatest unentbehrlich. Man benötigt sie einerseits zur richtigen Einordnung der Erkrankung und andererseits zur Abschätzung der noch vorhandenen therapeutischen Möglichkeiten.

Ein desolater Röntgenbefund ist allerdings noch kein Grund zur therapeutischen Resignation. Man ist immer wieder überrascht von der Diskrepanz zwischen den röntgenologisch sichtbaren anatomischen Veränderungen und dem Ausmaß der noch vorhandenen Funktion. Eine röntgenologische „Gelenksruine" macht oft weniger Beschwerden als ein statischer Knieschmerz bei normalem Rö-Befund.

Die Schmerzen bei einer Gonarthrose stammen, synoviale Reizphasen ausgenommen, nur zum geringen Teil aus dem Gelenk selbst. In der Hauptsache werden sie von den begleitenden, im Röntgenbild unsichtbaren funktionellen Störungen verursacht.

Diese relative Unabhängigkeit der Beschwerden von den bereits bestehenden destruktiven Veränderungen läßt stets noch einen gewissen Spielraum für eine konservative Behandlung, also auch für die Akupunktur.

Wo nun die konservative Behandlung, im speziellen Fall auch die Akupunktur, ansetzen kann, darüber gibt die eingehende Funktions- und Schmerzanalyse Auskunft.

Untersuchung

Zunächst verschafft man sich einen Gesamteindruck über die statischen Verhältnisse: Gang, Haltung, Krümmungsverhältnisse der Wirbelsäule, Stand des Beckens, Verlauf und Symmetrie der Beinachsen, Knick- oder Plattfuß, Schwellung oder Deformität der Gelenksgegend, Varizen usw. sind Befunde, die man mit einem Blick erheben kann, wenn man den Patienten sich vollständig entkleiden läßt.

Die Untersuchung des Kniegelenks (und zugleich des Hüftgelenks!) erfolgt im Liegen. Das Knie ist passiv leicht überstreckbar, allerdings nur um einige Grade. Ein bei dieser Prüfung auftretender Überstreckungsschmerz ist ein sehr empfindlicher Test bei sonst noch symptomarmen Binnenschäden des Gelenks. Die Beugung ist passiv bis zur Berührung zwischen Wade und Oberschenkel möglich, wegen starker individueller Unterschiede ist aber mehr auf eine Seitendifferenz zu achten. Am rechtwinklig gebeugten Knie ist auch eine geringe Kreiselbewegung möglich.

Die aktive Streckung des Kniegelenks erfolgt durch den Musculus quadriceps, die Beugung durch die ischiokrurale Muskulatur (= biceps femoris/ semimembranosus und semitendinosus). Man prüft ihre Kraft gegen Widerstand, vergleicht die Umfangsmaße links und rechts.

Schwellungen im Bereich des Kniegelenks können durch ein Ödem der Weichteile entstehen, sind aber meist durch einen (traumatischen oder entzündlichen) Erguß im Gelenk, seltener durch eine Bursitis verursacht (Bursitis praepatellaris, Kniekehlenzyste).

Die Festigkeit der Seitenbänder wird durch versuchtes seitliches „Aufklappen" geprüft, die Kreuzbänder durch das Schubladenphänomen.

Typische Schmerzpunkte am Kniegelenk sind die Ansätze der Seitenbänder, der Gelenkspalt vorne seitlich, die Kniekehle und sehr häufig der Pes anserinus. Diese gänsefußähnliche sehnige Platte entspricht dem Ansatz der Kniebeuger an der Innenseite des Tibiaknorrens. Hier liegt der für alle Störungen am Knie empfindliche Testpunkt MP 9. Er befindet sich gleichzeitig im Ansatzbereich des Musculus popliteus, der schräg über die Hinterseite der Gelenkskapsel zieht und für die Feinregulation der Kniebewegungen verantwortlich ist. Tonussteigerungen der Beugemuskeln mit Ausbildung schmerzhafter Tendomyosen führen zu einer besonderen Druckempfindlichkeit dieses Punktes.

Akupunkturbehandlung

Die Akupunktur hat ihre Berechtigung nicht nur bei den funktionellen Störungen (Gonalgie bei statischer Insuffizienz, reflektorischer Schmerz bei Koxarthrosen usw.), sondern auch bei Erkrankungen des Gelenks selbst, auch beim Bestehen schwerer Deformierungen, wobei ja die Beschwerden nicht von diesen, sondern von den umgebenden Muskeln und Ligamenten bestimmt werden.

Man muß sich zunächst nur überlegen, welche Wirkungen man von der Akupunktur erwarten darf:

1. allgemeine Anhebung der Schmerzschwelle (Endorphinausschüttung),
2. Schmerzverminderung auf segmentaler Ebene (durch einen Überdeckungseffekt der A-delta-Fasern gegenüber den C-Fasern),
3. Verbesserung der Durchblutung und Regulation des Zellmilieus,

4. allgemeine und lokale muskuläre Relaxation, Aufhebung von Muskelspasmen.

Die Grundlage für die Behandlung bilden der erhobene Befund und die vom Patienten gemachten Angaben über den Schmerzort, die Art der Beschwerden und auslösende Ursachen. Auf diese Weise sind gewöhnlich Schmerzort und Schmerzzentrum ziemlich genau zu lokalisieren. Betroffen können sämtliche Meridiane dieser Region sein, aber doch in unterschiedlicher Stärke, so daß sich in der Regel ein „hauptsächlich betroffener Meridian“ herausfinden läßt: für Schmerzen an der Außenseite der G-Meridian, an der Vorderseite der M-Meridian, in der Kniekehle der B-Meridian und an der Knieinnenseite die 3 Yin-Meridiane Le, N, MP.

Die lokalen Punkte setzen sich aus den (aktiven) Akupunkturpunkten und den persönlichen Schmerzpunkten zusammen.

Die Hauptpunkte für die Behandlung einer Gonarthrose oder ganz allgemein eines Knieschmerzes sind (nach *Bischko*):

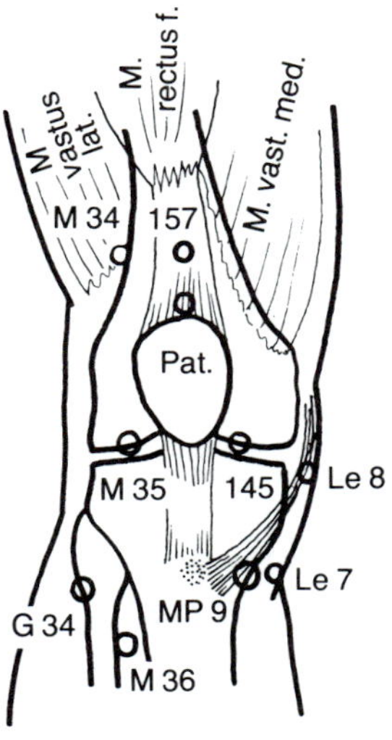

Abb. 26: Wichtige Akupunkturpunkte zur Behandlung der Gonarthrose

Die peripatellaren Punkte nach *Bachmann* („Knieaugen“, Oberrand der Patella, Quadricepssehne),

B 54 (Mitte der Kniekehle, über Arteria poplitea und Nervus tibialis, zugleich Stoffwechselpunkt),

G 34 (Teilungsstelle des Nervus peronaeus, Meisterpunkt der Muskulatur),
M 36 (Musculus tibialis anterior, Musculus extensor digitorum longus, lokale und allgemeine psychische Wirkung, „Heiler der Füße", „Göttlicher Gleichmut"),
Le 8 (am medialen Ende der Kniekehlenfalte, knapp vor der Sehne des Musculus semimembranosus, Tonisierungspunkt),
MP 9 (am hinteren unteren Rand des medialen Tibiaknorrens. Stets etwas druckempfindlich, daher Seitenvergleich notwendig. Allgemein wirksam bei Verdauungsstörungen, Störungen der Beckenorgane, Durchblutungsstörungen, empfindlich gegen Nässe).

Fernpunkte

Man wählt Punkte am peripheren Abschnitt des hauptsächlich betroffenen Meridians oder Punkte mit aktueller Allgemeinwirkung:

B 60 (Hauptpunkt für alle Schmerzen im Meridianverlauf),
B 64 („Periarthritis Knie und Hüfte", empfindlich bei Wetterwechsel),
G 41 (Kardinalpunkt für das Gürtelgefäß, Hauptpunkt für alle rheumatischen Erkrankungen der großen Gelenke. Indiziert vor allem dann, wenn die Arthrose nicht auf der Basis eines örtlichen Traumas, sondern einer allgemeinen „Diathese" entstanden ist. Hier gemeinsam mit 3E 5 als Kardinalpunkte.),
M 38 (knapp an der Tibiakante, in gleicher Höhe wie M 40, „Schwellung am Kniegelenk"),
Le 3 (besonders bei Muskelspasmen!).

Allgemein (systemisch) wirksame Punkte

B 11 (Hauptpunkt bei Knochenerkrankungen, auch bei rheumatoiden Beschwerden der Muskeln, Bänder und großen Gelenke),
G 39 (Rheumatische Beschwerden aller Gelenke und Muskeln),

B 23 (nach der klassischen Lehre werden Knochen und Gelenke der Niere zugeordnet, zu der auch die „Feuerniere“ = Nebenniere gehört. „Kortikotroper Punkt“).

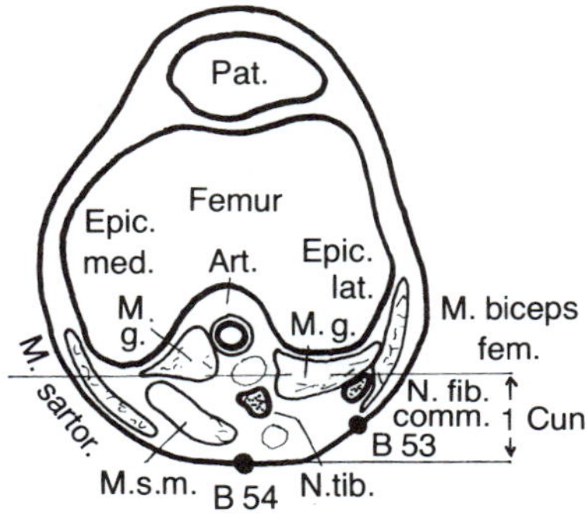

Abb. 26a:
Topographie der Punkte B 54 und B 53
Stichtiefe (B 54): 10–15 mm (nach *Bachmann*), 1–1,5 Cun (chinesisch)

Weitere Punkte

G 31, G 33, Le 6, Le 7, N 10, M 32 (besonders wichtig bei Kniegelenkskontrakturen!), M 33, M 34.

Reizstärke

Es sei nur daran erinnert, daß für die Reizstärke Konstitution und Kondition des Patienten ebenso bestimmend sind, wie das Bild der Erkrankung.

Als Extremtypen kann man gegenüberstellen:

a) Konstitution: grazil-sensibel/robust-unempfindlich
b) Kondition: alt-schwach/jung-kräftig
c) Bild der Erkrankung: chronisch, hypergisch, „kühl“/akut, hyperergisch, „heiß“.

Bezeichnet man die Reaktionstypen mit Minus (–) und Plus (+), kann man einen jungen robusten Mann mit akuter Erkrankung durch + + + charakterisieren, eine grazile alte Dame mit chronischem Leiden durch – – –.

Im ersten Fall erfolgt die Nadelung mit starker Stimulation des Fernpunktes und nur einer oder wenigen Nadeln im Schmerzareal. Die Behandlung erfolgt täglich oder jeden 2. Tag.

Im 2. Fall liegt der Schwerpunkt der Behandlung in der Schmerzregion, evtl. mit Moxa ohne oder nur mit schwacher Stimulierung. Behandlungsabstand eine Woche.

Kombination mit anderen Methoden

Auch hier ist Kombination von Körperakupunktur mit Ohrakupunktur sinnvoll. An Schwerpunkten der Erkrankung kann statt der Nadelung eine Punktinjektion erfolgen, bei entzündlichen Reizzuständen intra- und periartikulär, anfangs mit Cortisonzusatz. Zum Ausgleich von Muskelschwächen, die im Lauf einer Gonarthrose immer auftreten und zum Verlust des muskulären Gleichgewichtes führen, ist eine begleitende krankengymnastische Behandlung und gezielte Applikation von Schwellstrom sehr zu empfehlen.

Bäderkuren (mit Packungen und Bewegungstherapie in temperiertem Wasser) sind an sich sehr zweckmäßig, doch sollten sie nicht gleichzeitig mit einer Akupunkturbehandlung durchgeführt werden, da sonst eine schädliche Reizkumulation eintreten könnte. Die Behandlung mit Akupunktur und Bäderkuren sollten daher alternierend in entsprechendem Abstand voneinander durchgeführt werden.

18. Das Tarsaltunnelsyndrom

Es ist ein Gegenstück zum Karpaltunnelsyndrom, allerdings wesentlich seltener als dieses. Es handelt sich um ein „Engpaß-syndrom" für den Nervus tibialis an oder knapp nach seiner Teilung in einen medialen und lateralen Fußsohlenast. Der Engpaß liegt unter dem medialen Knöchel und entspricht seiner Lage nach dem AKP-Punkt N 6. Zur Raumnot für den Nerven kommt es entweder bei seiner Passage unter dem Ligamentum laciniatum oder bei seinem Durchtritt durch den Musculus abduktor hallucis (Abb. 27).

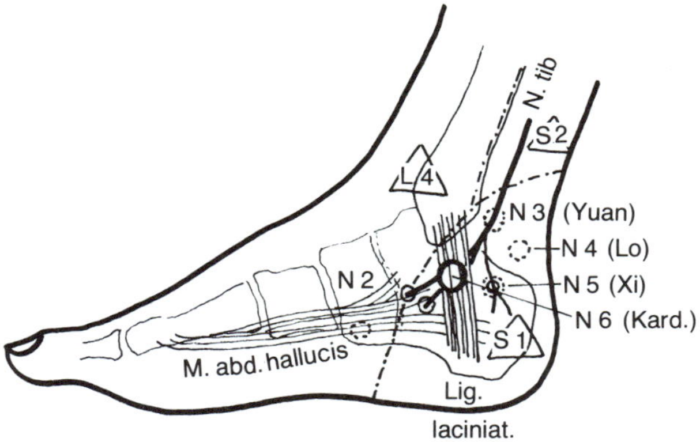

Abb. 27: Der Tarsaltunnel. Nervus tibialis und seine Teilung in einen Nervus plantaris medialis und Nervus plantaris lateralis Rami calcanei
–·– Dermatom-Grenze
△ Dermatom
Über dem Ligamentum laciniatum der Hauptdruckpunkt (identisch mit N 6), daneben spezielle Nervendruckpunkte. Die punktierten Kreise markieren die Punkte des N-Meridians.

Die Beschwerden bestehen in Parästhesien und Schmerzen im medialen Teil der Fußsohle, manchmal auch an der Innenseite der Ferse. Die Schmerzen haben brennenden oder schneidenden Charakter und nehmen im Lauf des Tages zu. In der Ruhe spürt der Patient oft ein Pochen, das wohl Faszikulationen des Musculus abduktor hallucis entsprechen dürfte. Die Schmerzen können auch in den Unterschenkel ausstrahlen, entlang dem Musculus flexor hallucis longus, dessen Innervation aus dem gleichen Segment S 1 (—S 2) erfolgt, in dessen Dermatom (S 1) das Schmerzzentrum liegt.

Das führende Symptom ist eine Druckempfindlichkeit am Punkt N 6, evtl. auch an der Ferse oder am Durchtritt des Nervus plantaris medialis durch den Ursprung des Musculus abduktor hallucis.

Als Ursache kommen Traumen mit nachfolgenden fibrösen Veränderungen in Betracht, statische Ödeme, lokale Varizen oder Hämangiome, selten auch einmal ein Ganglion, ein Lipom oder eine Tendosynovitis. In den meisten Fällen findet man aber keine solchen vordergründigen Ursachen für die Raumnot, sondern muß wieder einmal an das Vegetativum denken, unter dessen Einfluß sich die Sukkulenz des Gewebes ändern mag.

Die von chirurgisch-orthopädischer Seite geforderte operative Durchtrennung des Ligamentum laciniatum sollte Ultima ratio sein, außer es findet sich eine sichere mechanische Ursache, wie die oben genannten benignen Geschwülste. Eine Tendosynovitis wird sicher gut auf eine lokale Infiltration mit Cortisonzusatz reagieren, in den ätiologisch unklaren Fällen ist aber sicherlich zunächst eine Behandlung mit konservativen Methoden, darunter auch der Akupunktur, angezeigt.

Die Wahl der Punkte ergibt sich wieder aus dem Palpationsbefund, der das Schmerzzentrum, den betroffenen Meridian und die Reichweite des Schmerzsyndroms erkennen läßt.

Das Schmerzzentrum wird meistens dem Punkt N 6 entsprechen, in manchen Fällen auch dem Punkt N 5 (Rami calcanei) oder dem persönlichen Punkt am Ursprung des Musculus abduktor hallucis.

Zur Eingrenzung der Schmerzzone dienen die Punkte N 2 und N 3. Bei Ausstrahlen in den Unterschenkel auch höher gelegene Punkte bis zum Punkt N 10 (inneres Ende der Kniegelenksfalte zwischen den Sehnen des Musculus semitendineus und semimembranosus). Gegen die ödematöse Schwellung bieten sich die Punkte MP 6 und MP 9 an. Gegen erhöhten Muskeltonus (Abduktor hallucis!) Le 3, als Oppositionspunkt in der Schmerzzone B 60, B 62.

Auch hier muß die Akupunktur durch andere Maßnahmen ergänzt werden: Einlagen bei stärkerem Senkfuß, Kompressionsverbände bei statischen Ödemen, Entstauungsübungen, Massagen und medikamentös entwässernde und den venösen Rückfluß fördernde Mittel.

19. Der kontrakte Plattfuß

Bei Jugendlichen vor der Pubertät sieht man ab und zu dieses Leiden („Lehrlingsplattfuß“), das nicht wegen seiner Häufigkeit, sondern wegen seines rein reflektorischen Charakters für den Akupunkturarzt interessant erscheint.

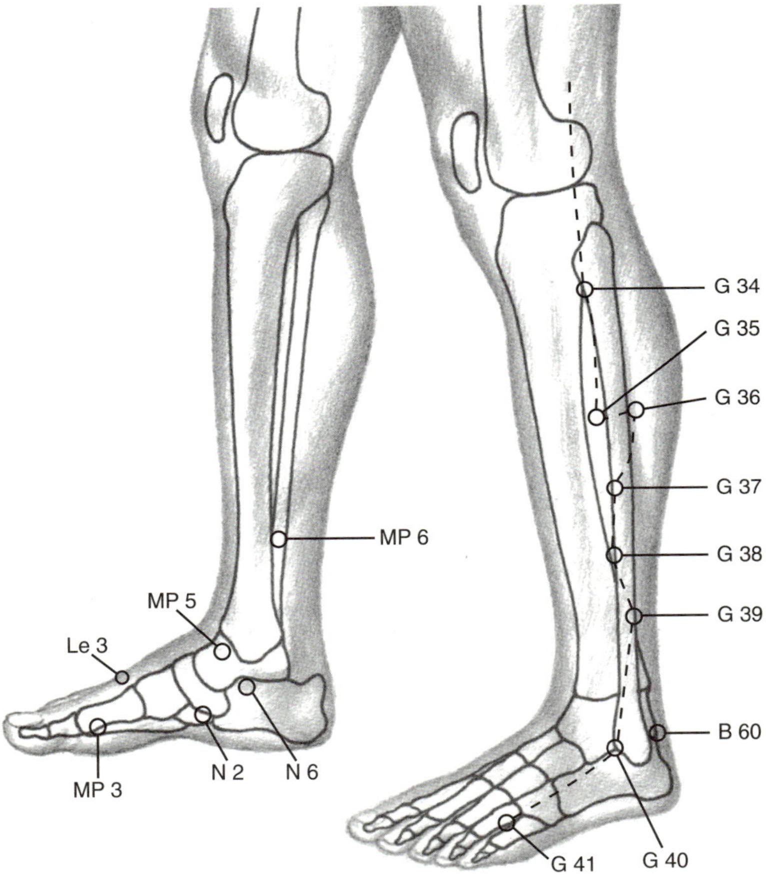

Abb. 28: Kontrakter Plattfuß

Ohne daß ein nennenswerter Plattfuß besteht, entwickelt sich, oft nach längerem Stehen, eine Pronationskontraktur im unteren Sprunggelenk. Versuche, den Fuß gewaltsam zu supinieren, werden von der Muskulatur, vor allem dem Musculus fibularis brevis, mit Schmerzen und einem verstärkten Spasmus beantwortet.

Die Infiltration des am meisten betroffenen Talo-Naviculargelenks mit einem Lokalanästheticum bringt den Spasmus oft schlagartig, wenn auch nur vorübergehend zum Verschwinden, ein Beweis dafür, daß der Prozeß durch Gelenksrezeptoren ausgelöst wird.

Die anfangs rein muskuläre und reversible Fehlhaltung geht mit der Zeit in eine ligamentäre oder ossäre Kontraktur über, die dann nur mehr operativ zu beseitigen ist. Die konservative Behandlung besteht in intraarticulären Injektionen von Procain + Cortison-Kristallsuspension in das untere Sprunggelenk, Bettruhe und Wärme. Manchmal ist auch die Ruhigstellung im Gehgipsverband notwendig.

Die *Akupunkturbehandlung* geht aus
vom betroffenen Gelenk (meistens Talonaviculargelenk),
von der spastischen Muskulatur (Musculus fibularis brevis)
und einer allgemeinen Krampfbereitschaft (latente Tetanie?).

Lokalpunkte

N 6, MP 5 und B 60 (Punkt in Opposition sowie Allgemeinwirkung gegen Krämpfe)
Betroffener Meridian: MP 3 (Quellpunkt) und MP 6.
Gegen den Muskelspasmus:
a) Nervenpunkte u. zw. B 34 (Nervus fibularis communis),
G 37 oder G 38 (Nervus fibularis superficialis),
Le 3 (Ramus profundus nervi fibularis).
b) Muskelpunkt: G 36, entspricht dem motorischen Punkt des Musculus fibularis.
Gegen die allgemeine Krampfbereitschaft: B 58 beiderseits.

Im allgemeinen wird es genügen, aus dieser Auswahl etwa 6 bis 8 Punkte zu verwenden.

20. Der entzündliche Rheumatismus

Unter den „rheumatischen“ Erkrankungen nehmen die entzündlichen Formen eine Sonderstellung ein. Ihre wichtigsten Vertreter, das rheumatische Fieber, die chronische Polyarthritis und die Spondylarthritis ankylopoetica (Morbus Bechterew), können nicht mehr unter dem Gesichtswinkel der funktionellen Entgleisung betrachtet werden, sondern sind substantielle Erkrankungen der Stützgewebe, die oft auch innere Organe ergreifen. Damit gehören sie eigentlich nicht mehr primär in das Fachgebiet der Orthopädie, sondern in das des Internisten oder Rheumatologen. In der Praxis läßt es sich aber nicht vermeiden, daß der Orthopäde als Erster konsultiert wird, die Diagnose stellen muß und einen Teil der Fälle — ausgenommen natürlich das rheumatische Fieber — in seiner Behandlung behält.

20.1 Chronische Polyarthritis

In der Mehrzahl sind Frauen im mittleren Lebensalter betroffen. Nach unbestimmten Prodromen, wie morgendliche Steifigkeit der Hände, flüchtige Schmerzen in verschiedenen Gelenken, vielleicht auch einmal einer vorübergehenden Schwellung, kommt es zur Entzündung gewöhnlich in den kleinen distalen Gelenken, also in Fingern, Handgelenken und Zehengelenken. Bevorzugt sind dabei ganz eindeutig die Metacarpophalangealgelenke und die proximalen Interphalangealgelenke. Der symmetrische, wenn auch nicht gleichzeitige Befall beider Seiten ist charakteristisch für die Erkrankung. Sie beginnt mit einer Synovitis der Gelenke, aber auch der Sehnenscheiden, führt zur Pannusbildung mit Destrukion des Gelenksknorpels und endet oft mit der völligen Zerstörung des Gelenks. Trotz der großen Agressivität des Prozesses sind die entzündlichen Erscheinungen nach außen eher gering, die Haut über dem Gelenk ist blaß, die Temperatur nur mäßig erhöht. Typisch ist im weiteren Verlauf die ulnare Deviation der Finger, Zeichen eines gestörten muskulären Gleichgewichts.

Die Krankheit verläuft in Schüben, die Remissionen können unter entsprechender Behandlung oft von langer Dauer sein. Das Allgemeinbefinden ist nur mäßig gestört, doch ist die Verdauungstätigkeit während der Schübe gestört, es kommt zu Gewichtsabnahme und muskulärer Schwäche, das Blutbild zeigt eine hypochrome Anämie. Charakteristisch und auch zur Beurteilung der Schubsituation geeignet ist eine oft exzessive Erhöhung der Blutsenkungsgeschwindigkeit und der Nachweis von Rheumafaktoren mit dem Latex- oder Waaler-Rose-Test. Der Rückgang der BSG geht parallel mit einer Remission.

Über die Ätiologie der Erkrankung ist nur wenig bekannt, möglicherweise ist sie multifaktoriell bedingt (Erbanlage, Ernährung, Unterkühlung, physische und psychische Überlastung, früher erfolgte Sensibilisierungen usw.). Über die Pathogenese weiß man heute mehr, sie beruht auf einer immunologischen Fehlleistung.

Die Behandlung der chronischen Polyarthritis ist heute noch immer eine hauptsächlich medikamentöse. Durch individuelle (!) Kombination von Steroiden und nichtsteroidialen Antirheumatika gelingt es in den meisten Fällen, den Zustand stationär und das Leiden erträglich zu halten. Die Angst vor dem Cortison, eine Reaktion auf die erste Welle kritikloser Begeisterung, ist nur dann berechtigt, wenn man mehr davon gibt als unbedingt nötig ist. Die intermittierende Verabreichung jeden 2. oder 3. Tag verhindert die gefürchtete Atrophie der Nebennierenrinde.

Für eine Akupunkturbehandlung gelten die gleichen Vorbehalte wie für eine Bäderkur: im *Schub* verbietet sich *jede* Form einer Reiztherapie. Im Intervall kann sie mit milden, langsam gesteigerten Reizen durchgeführt werden, unter der Voraussetzung, daß Blutsenkung und Titerwerte der Rheumafaktoren ständig kontrolliert werden. Jeder signifikante Anstieg der BSG ist ein Signal zum Abbruch der Behandlung und Rückkehr zur vollen Medikation (die man während der Akupunktur ja vorsichtig reduziert).

Die Punktwahl richtet sich wieder nach der hauptsächlich befallenen Region, Bestimmung des betroffenen Meridians und der aktuellen Akupunkturpunkte. Da jedoch die chronische Polyarthritis eine Allgemeinerkrankung ist, kommt hier Punkten mit Allgemeinwirkung eine größere Bedeutung zu. Ob das Schwergewicht mehr am Ort der Erkrankung oder an den Fernpunkten liegt, hängt vom örtlichen Befund ab. Sind ein oder mehrere Gelenke noch stark geschwollen und schmerzhaft, bewährt sich die

Abb. 29: Die wichtigsten Punkte bei Gelenkserkrankungen

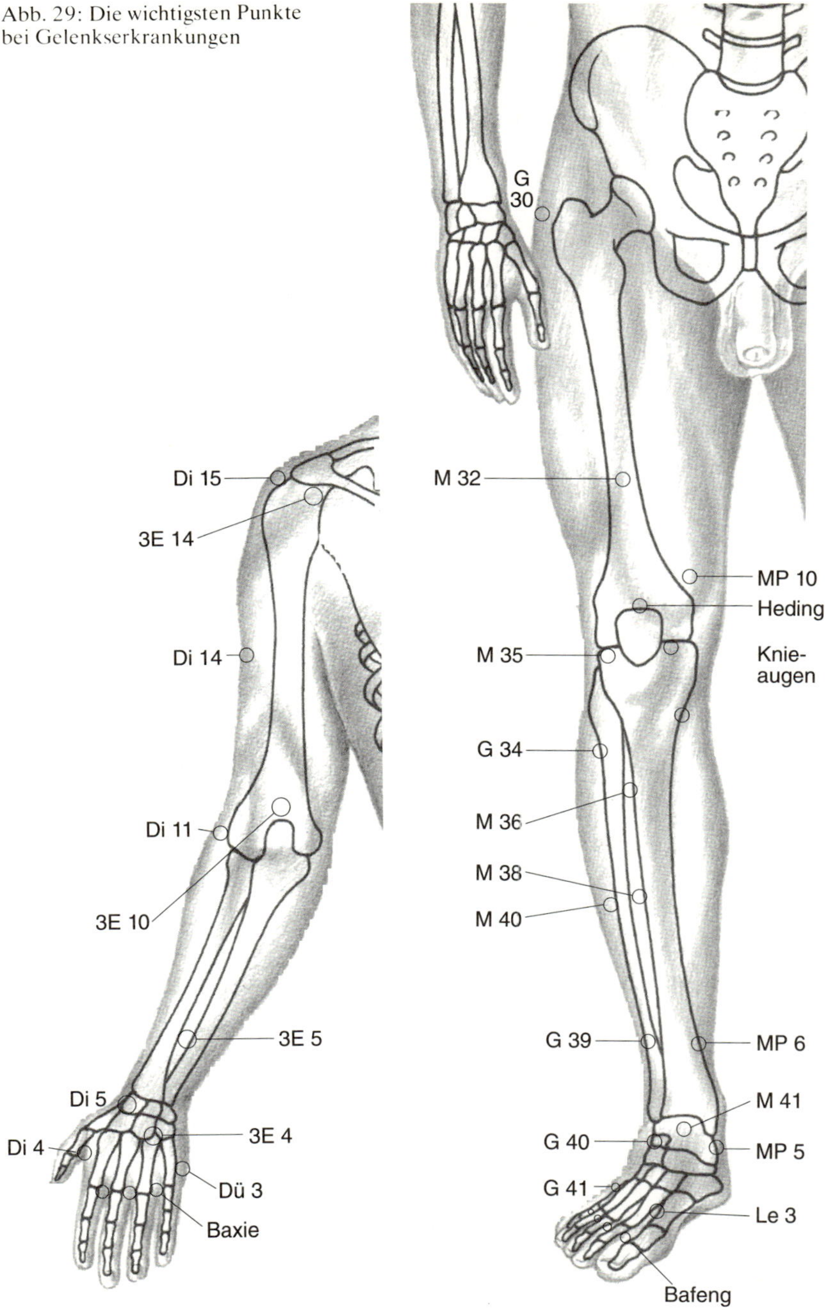

Kombination von Punktinjektion und Nadelung: man spritzt an jenes Gelenk, das am stärksten betroffen ist, 1—2 ccm Xyloneural (aut simile) unter Zusatz einer *kleinen* Menge einer Cortisonkristallaufschwemmung, evtl. auch noch an 1—2 weitere Gelenke. Die Injektion erfolgt nicht in das Gelenk, sondern in die periartikulären Weichteile. Die übrigen Punkte werden in üblicher Weise genadelt. Es ist überraschend, wie schnell Schmerz und Schwellung nicht nur am injizierten, sondern auch an den benachbarten Gelenken zurückgehen.

Bei Erkrankung der Handgelenke und Finger wählt man zunächst den *Punkt 3E 5.* Seine Wirkung ist nicht nur lokal, sondern erstreckt sich (nach *Bachmann*) auf alle kleinen Gelenke. Eine weitere, hier ebenso wertvolle Indikation ist „Empfindlichkeit gegen Wetterwechsel". Da er außerdem der Lo-Punkt des Meridians ist, kann über ihn und den zugehörigen Quellpunkt KS 7 ein Energieausgleich erfolgen. Schließlich ist er auch noch ein Kardinalpunkt und kann als solcher in hartnäckigen Fällen (evtl. zusammen mit G 41) eingesetzt werden.

Schon wegen seiner Lage am 2. Teil des Meridianpaares 3E—G ist der *Punkt G 41* der geeignete Fernpunkt. Seine Indikation (zitiert nach *Bachmann*): „herumziehende Schmerzen in allen Gelenken" weist auch hier auf eine große Allgemeinwirkung hin. Ebenfalls eine Doppelwirkung hat *Punkt Di 4:* Einmal auf die Erkrankung der Finger, anderseits auf Verdauungsstörungen, die ja meist vorhanden sind (ähnlich *Dü 4*).

Bestehen nur geringe Reizerscheinungen, können lokal die als Extra 28 *(Baxie)* bezeichneten Punkte an den Schwimmhäuten zwischen den Fingern zur Anwendung kommen, ebenso andere lokale Punkte.

Auf jeden Fall muß man sich bewußt bleiben, daß bei der Polyarthritis schon der schwächste Reiz zu stark sein *kann* und daher die Reaktion des Patienten genau beobachtet werden muß.

20.2 Chronische Polyarthritis aus traditioneller Sicht

Obwohl in den letzten Jahren unsere Kenntnisse über die Pathogenese der chronischen Polyarthritis einen großen Schritt weiter gekommen sind, ist über die Ätiologie noch sehr wenig bekannt und somit auch eine rationelle kausale Therapie praktisch unmöglich.

Daher erscheint es berechtigt, gerade im Falle des entzündlichen Rheumatismus die Theorien der klassischen chinesischen Medizin zu betrachten.

Diese Theorien sind wohl im heutigen China zugunsten eines Pragmatismus etwas in den Hintergrund getreten, sie sind aber in Frankreich bis heute Grundlage der Akupunktur geblieben.

Im Rahmen eines Akupunkturseminars über rheumatische Erkrankungen (*Darras,* Paris 1980) wurden über den entzündlichen Rheumatismus sehr interessante Ansichten vorgetragen *(Laforgue, Debavelaere)*:

Rheumatische Erkrankungen sind entweder auf den Angriff äußerer Faktoren (Zugluft, Feuchtigkeit, Kälte) zurückzuführen oder auf das Versagen innerer Energien. Die Entzündung der Gelenke wird als Abwehrreaktion gegen eindringende Schädigung betrachtet. Es kann dabei die Entzündung ohne Folgen wieder abklingen, oder es kommt nach einem schubweisen Verlauf zur Dauerschädigung mit Übergang in Arthrose.

Das „Eindringen von Zugluft“ *(Feng)* hat entweder eine einfache Erkältung zur Folge (1. Stadium) oder führt weiter zu einem entzündlichen Stadium mit Myalgien und Arthralgien bis zum eigentlichen akuten Gelenksrheumatismus.

Die Behandlung im ersten Stadium besteht aus schweißtreibenden Maßnahmen (MP 2, Lu 9, Lu 10) und Nadelung der sogenannten „Haupt-Windpunkte“: LG 15 *(Feng Fu),* G 20, Dü 12, 3E 16.

Im 2. Stadium mit Gelenksschmerzen, Fieber und Frösteln wird als Behandlung vorgeschlagen: paarweise Nadelung der Kardinalpunkte G 41 und 3E 5 zu Beginn und am Ende der Behandlung. Der Punkt 3E 5 gilt als eine Barriere des Yang; er soll aber erst gestochen werden, wenn die eindringende Energie (mittels der obigen Windpunkte) zerstreut ist.

Wenn zum Faktor Wind noch Kälte und Feuchtigkeit dazukommen (Bi) entsteht die chronische Polyarthritis, wo sich das „Bi“ zwischen Muskeln und Knochen festsetzt.

Um es wieder zu entfernen muß man die King-Punkte nadeln, die aus chinesischer Sicht die Eintrittsstellen der pathologischen Energien in die tiefen Schichten darstellen.

Für den Meridian Milz-Pankreas (für das Bindegewebe und das „Fleisch“ zuständig) nimmt man MP 5 (Meisterpunkt der bindegewebigen Schwäche) und für den Gallen-Meridian den Punkt G 38 (Indikation bei *Bachmann:* rheumatische Beschwerden und Myogelosen, Arthritiden, Verschlimmerung durch Kälte und Feuchtigkeit).

Gegen den Faktor Kälte (als ursächlicher Klimafaktor oder als subjektive Empfindung des Patienten) wird Moxierung des Punktes M 36 empfohlen.

Gegen den Faktor Feuchtigkeit die Punkte Di 5 und G 39 (Indikation nach *Bachmann:* rheumatische Beschwerden aller Gelenke und Muskeln, Verschlimmerung durch Feuchtigkeit).

Um das „Bi“ aus den Eingeweiden zu entfernen, sticht man die He-Punkte M 36, G 34, B 54.

Speziell für den Fall der chronischen Polyarthritis werden vom zweiten genannten Autor noch zusätzliche Überlegungen angestellt:

Aufgrund der an der Gelenkserkrankung beteiligten Gewebe (Kapseln mit Synovia, Muskulatur, Knochen) werden die zugeordneten Organsysteme festgelegt: Milz, Leber und Niere.

Der Leber wird darüber hinaus ein Zusammenhang mit den Immunreaktionen zugeschrieben.

Durch eine Hyperaktivität der Leber kommt es (nach dem Gesetz der Opposition in der 5 Elementenlehre) zu einer Schwächung der Milz. Andererseits hat die Hyperaktivität der Leber nach dem Mutter-Sohn-Gesetz der 5 Elementenlehre eine Aktivierung des Systems Herz (Feuer, Hitze) zur Folge, was sich klinisch als entzündlicher Schub äußert.

Das Prinzip der Behandlung besteht daher in einer Stärkung der Milz und einer Sedierung der Leber.

Folgende Punkte sind geeignet, die Milz zu tonisieren:

Le 13 (Alarmpunkt MP),

MP 2 (Tonisierungspunkt. Indikation: rheumatische Beschwerden der Gelenke verschlimmert durch Wetterwechsel),

MP 3 (Quellpunkt. Indikation: Gelenksschmerzen u.a.),

MP 5 (Meisterpunkt der bindegewebigen Schwäche, Punkt der „Trockenheit“ im 5-Elementen-System),
B 22 und KG 12 zur Tonisierung des 3E, zu dessen mittlerem Bereich die Milz gehört.

Die Hyperaktivität der Leber wird indirekt gedämpft durch die Tonisierung des nach der 5 Elementenlehre in Opposition stehenden Organs Lunge:
B 13 und Lu 1 = Shu/Mu, der Punkt Lu 9 (Tonisierungspunkt Lu).

Ein interessantes Punkteprogramm, das sich nicht auf die örtliche Erscheinungsform, sondern auf den Allgemeincharakter der Polyarthritis bezieht.

21. Spondylarthritis ankylopoetica (Morbus Bechterew)

Die Erkrankung beginnt überwiegend bei Männern im 3. und 4. Lebensjahrzehnt. Sie ergreift zunächst die Iliosakralgelenke, allmählich aber die gesamte Wirbelsäule, die schließlich völlig verknöchern kann. Auch in den Iliosakralgelenken kommt es schon relativ früh zu einem knöchernen Durchbau.

Der Befall der Iliosakralgelenke äußert sich klinisch in Kreuzschmerzen, die häufig in den frühen Morgenstunden auftreten. Begleitende ischialgiforme Schmerzen strahlen bis zur Kniekehle aus. Die zunehmende Versteifung der Brustwirbelsäule ist mit einer Beeinträchtigung der Atmung verbunden, ebenso können auch kardiovaskuläre Störungen auftreten. Begleitende Gelenksentzündungen betreffen vor allem das Schulter- und das Hüftgelenk. Schmerzen in der Symphyse und am Fersenbein sind weitere charakteristische Begleiterscheinungen. Eine Iridozyklitis wird in etwa 10% der Fälle beobachtet.

Die Mitbeteiligung des Auges ist auch charakteristisch für eine Erkrankung, die nach ihrem ersten Beschreiber *Morbus Reiter* genannt wird. Hier kommt es oft nach Infektionen des Darmtraktes und des Urogenitalsystems, ähnlich wie bei Morbus Bechterew, zu einer rheumatischen Entzündung der Iliosakralgelenke, verbunden mit der sogenannten „*Reiter*schen Trias“: Polyarthritis, Konjunktivitis und Urethritis.

Es ist interessant, daß in der neuen chinesischen Literatur der Punkt Le 2 in seinen Indikationen die Symptome Brustschmerzen, Urethritis, Schwellung und Rötung der Augen vereint.

Zum Unterschied von der Polyarthritis ist beim Morbus Bechterew die BSG nur mäßig beschleunigt, die Rheumatests sind negativ. Die Diagnose stützt sich einerseits auf die bereits im Frühstadium nachweisbaren Veränderungen in den Iliosakralgelenken, andererseits auf eine serologische Reaktion, die erst in jüngerer Zeit entdeckt wurde. Man fand, daß 95% der an Morbus Bechterew Erkrankten in ihrem Blut den Inkompatibilitätsfaktor HL A B 27 aufweisen, der sonst nur bei 4—8% der Bevölkerung positiv ist.

Die heute übliche Behandlung hat eine medikamentöse Inaktivierung zum Ziel, wobei sich Phenylbutazon und Indometazin auch langfristig bewährt haben.

Die Balneotherapie hat ihre Bedeutung hauptsächlich in Form von Unterwassermassagen und -gymnastik, während eine spezifische Wirkung des Radons nicht sicher nachweisbar ist. Im Gegensatz dazu bewähren sich allerdings die Schwitzprozeduren im radioaktiven Stollen von *Böckstein* (Bad Gastein) ausgezeichnet.

Neben der medikamentösen Grundbehandlung kommt der Heilgymnastik und der Atemtherapie eine entscheidende Bedeutung zu.

Die Neuraltherapie versucht bei Verdacht auch urogenitale Störstellen durch Procaininfiltrationen des Plexus prostaticus auszuschalten (Suprapubischer Zugang).

Die Akupunkturbehandlung orientiert sich an der aktuellen Schmerzsituation. Der betroffene Meridian ist der Blasenmeridian und der mit ihm gekoppelte Nierenmeridian. Bei Lokalisation der Schmerzen im Beckenbereich (Iliosakralgelenke) kommen als Lokalpunkte in Frage: B 31, B 33, B 26, B 27, B 28.

Als Fernpunkt: B 62 (Indikation nach *Bachmann* „alle arthritischen und rheumatischen Erkrankungen im Bereich der Wirbelsäule“), alternativ auch B 58 oder B 54.

Als Punkte der Opposition: KG 3 und KG 4.

Diese beiden Punkte werden in der französischen Literatur als „Abkühlungspunkte“ für die Iliosakralgelenke genannt. (Siehe auch die suprapubische Infiltration in der Neuraltherapie.)

Bei Befallensein der Brustwirbelsäule erfolgt die Punktwahl wie bei der Dorsalgie. Als besonders wirksame Punkte gelten hier B 11, gegen die Atemstörungen die Punkte B 13, KG 17, B 17 und als spezifischer Punkt für Schmerzen in der seitlichen Brustregion der Punkt MP 21.

Von französischer Seite wird zur „Beruhigung des Funktionskreises Herz“ die Punktur von H 3 empfohlen (antiker „Kältepunkt“) sowie der Lo-Punkt H 5, gemeinsam mit dem zugehörigen Quellpunkt Dü 4. Der beteiligte Funktionskreis der Niere wird über deren Alarmpunkt G 25, den Lo-Punkt N 6 und den „Kältepunkt“ N 10 beeinflußt.

22. Der Phantomschmerz

Im Anschluß an eine Amputation spüren die meisten Patienten noch eine Zeitlang das Vorhandensein eines Phantomgliedes, das anfangs noch eine klar umrissene Gestalt hat und sich auch zu bewegen scheint. Das Spüren des Phantomgliedes ist in der Regel verbunden mit einem Gefühl des Prickelns, oft auch der Wärme, der Kälte und der Schwere. Etwa $\frac{1}{3}$ der Amputierten hat gelegentlich Schmerzen im Phantomglied, die sich allmählich verlieren. Nur bei 5—10% der Amputierten sind diese Schmerzen von stärkerer Intensität und längerer Dauer und können mit der Zeit unerträglich werden. Der Schmerz wird dabei an ganz bestimmten Stellen des Phantomgliedes wahrgenommen und hat oft einen krampfartigen, einschnürenden Charakter. Bei längerer Dauer tritt allmählich eine allgemeine Überempfindlichkeit ein, der Schmerz wird dann bereits bei Berühren bestimmter „Triggerzonen" ausgelöst. Ja sogar das Wasserlassen, die Defäkation oder eine Aufregung können den Schmerz auslösen.

Die herkömmlichen chirurgischen Maßnahmen wie Neurektomie, Sympathektomie, Wurzeldurchschneidung und Chordotomie führen oft nur zu einer vorübergehenden Besserung, andererseits werden Fälle berichtet, bei denen bereits eine einzige Novocaininfiltration eines sympathischen Ganglions dauernde Schmerzfreiheit gebracht hat. In anderen Fällen erreichte man selbst durch eine ausgedehnte Sympathektomie keine Änderung des Zustandes.

Man nimmt daher an, daß die Ursache des Phantomschmerzes eine Informationsstörung in den Schmerzverarbeitungszentren ist, wobei ganz verschiedene Afferenzen auslösend wirken können.

22.1 Die Behandlung des Phantomschmerzes

Der Behandlung muß eine sorgfältige Analyse des Schmerzes vorausgehen:

22.1.1 Schmerzort

Der Patient beschreibt möglichst genau die am Phantomglied empfundenen Schmerzen. Dieses Schmerzareal wird spiegelbildlich auf der erhaltenen Extremität mit Hautstift aufgezeichnet, das Schmerzzentrum selbst angekreuzt.

22.1.2 Empfindungsqualität

a) Schmerzqualität,
b) andere Empfindungen: Wärme, Kälte, Kribbeln, Prickeln, Schwere, Taubheit.

22.1.3 Schmerzauslösung

a) über Triggerpunkte, die oft weit entfernt liegen (Stamm, Kopf),
b) durch intestinale Reize (Darm- und Blasenentleerung),
c) durch psychische Reize (Aufregung),
d) bei Wetterwechsel.

22.1.4 Amputationsstumpf

a) Narbe (Empfindlichkeit, Rötung; evtl. Untersuchung des Hautwiderstands),
b) örtliche sensible Punkte, Neurome?
c) Durchblutung (Hautfarbe, Hauttemperatur),
d) Schweißsekretion.

22.1.5 Bisherige Behandlung

a) Medikamente (Analgetika, gefäßaktive Medikamente, Psychopharmaka),
b) Physikalische Theraphie,
c) Therapeutische Lokalanästhesie (im schmerzhaften Areal, im Nervenverlauf, an Ganglien),
d) Neurochirurgische Eingriffe.

22.2 Die Behandlung mit Akupunktur

Nach *Henninger* sprechen 60—70% der Patienten auf Akupunktur an. Frischamputierte schneller, oft schon bei der ersten Behandlung. Altamputierte etwas langsamer, wobei die Gesamtzahl von 5 Behandlungen nicht überschritten wird.

Nach *Bischko* beginnt man mit der „symmetrischen Akupunktur", d. h. einer Nadelkombination auf der erhaltenen Extremität, entsprechend dem vom Patienten angegebenen Schmerzbild am Phantomglied.

Auf jeden Fall wird der vom Patienten beschriebene „persönliche Hauptpunkt" auf der verbliebenen Extremität gestochen, auch wenn er nicht gerade einem Akupunkturpunkt entspricht. Es folgen nun jene Akupunkturpunkte, die dem Schmerzpunkt am nächsten liegen und weitere Punkte auf dem hauptsächlich betroffenen Meridian. Ihre Auswahl erfolgt danach, ob sie noch im Bereich des Schmerzareals liegen oder ob von ihnen als Quellpunkt, Tonisierungs- und Sedierungspunkt eine besondere Wirkung zu erwarten ist oder ob sie als Fernpunkte in Betracht kommen.

So wählt man bei Amputationen der unteren Extremität je nach dem „betroffenen Meridian" die Punkte MP 2, 3, 5 oder 9, vom Nierenmeridian die Punkte N 2 oder N 3 (Quellpunkt), die Punkte M 36, G 38 und den Punkt Le 3 mit spezifischer Wirkung bei Krämpfen.

Vom Blasen-Meridian nimmt man den Punkt B 60 als allgemein wirksamen Schmerzpunkt, die Punkte B 62 und B 65 besonders bei Wetterfühligkeit. Als „Vertebralpunkt" bewährt sich vor allem bei Oberschenkelamputationen der auf die Durchblutung wirkende Punkt B 31 (B 32).

Bei Amputationen der oberen Extremität, die im allgemeinen etwas schlechter ansprechen, kommen (nach *Bachmann*) die Punkte 3E 5, KS 6 und Dü 3 in Betracht; gegen Krämpfe Lu 5 und Lu 7 (Lu 9), weiter Di 4, Di 10. Für den Bereich der Schulter Di 15, als „Vertebralpunkte" LG 13, B 11 und B 39. Dazu kommen bei Wetterfühligkeit 3E 15 und als psychisch tonisierender Punkt M 36.

Führt diese „klassische Akupunktur" der Gegenseite nicht zum Erfolg, hat man mit der „Petite piqûre" und mit der „Grande piqûre" noch immer eine Chance.

Die Petite piqûre erfolgt in 3 Etappen. Man bestimmt den betroffenen Meridian und setzt Nadeln an die proximal und distal vom Schmerzzentrum liegenden Akupunkturpunkte dieses Meridians. Tritt keine Reaktion ein, werden die Anfangs- und Endpunkte des betroffenen Meridians gestochen, als 3. Etappe folgt dann der Einstich ins Schmerzzentrum selbst.

Die Grande piqûre besteht darin, daß man auf der gesunden Seite allein den Lo-Punkt des betroffenen Meridians nadelt, also z. B. 3E 5, MP 4 oder Le 5. Diese Methode findet vor allem bei Schmerzen Anwendung, die einen segmentalen Charakter haben.

Es widerspricht keineswegs den Prinzipien der Akupunktur, wenn man bei Versagen der reinen Akupunktur diese mit einer therapeutischen Lokalanästhesie kombiniert, indem man eine empfindliche Stumpfnarbe unterspritzt, ein Neurom infiltriert oder eine Stellatumblockade versucht.

23. Paraplegie

Querschnittslähmungen sind meistens die Folge von Unfällen im Straßenverkehr und beim Sport. Seltener entstehen sie durch den Druck eines primären Tumors oder einer Wirbelmetastase, vereinzelt auch durch einen entzündlichen Prozeß im Bereich der Wirbelsäule. Die Symptomatik richtet sich danach, ob es dabei zu einer vollständigen oder nur partiellen Durchtrennung des Rükkenmarkes kommt. Auch die Höhe der Läsion ist entscheidend für Art und Schweregrad der Ausfälle.

Eine Durchtrennung des Rückenmarks in Höhe der HWS hat eine Lähmung aller 4 Extremitäten zur Folge. Läsionen zwischen dem 7. Halswirbel und dem 10. Brustwirbel führen zu einer spastischen, Verletzung unterhalb Th 10 zu einer schlaffen Lähmung der unteren Extremitäten. Unterhalb L 2 ist nicht mehr das Rükkenmark selbst betroffen, sondern die bereits zur Peripherie gehörige Cauda equina (gleichfalls mit schlaffer Lähmung der unteren Extremitäten). In allen Fällen ist auch die Blasen- und Mastdarmfunktion gestört.

Eine Rehabilitation, also die Wiedererlangung einer gewissen persönlichen Unabhängigkeit und die soziale Eingliederung in die Gesellschaft, erfordert die Behandlung in eigenen Zentren, wie sie z. B. von der österreichischen Unfallversicherung in Tobelbad und anderswo eingerichtet wurden. Die Patienten kommen in der Regel 3—6 Wochen nach dem Unfall in das Rehabilitationszentrum, wo alle therapeutischen Möglichkeiten bis zur beruflichen Umschulung vorhanden sind.

Berichte aus China über erstaunliche Behandlungserfolge mit Akupunktur waren Anlaß, diese Methode auch in unseren Rehabilitationszentren zu erproben. Aus einer Studie aus dem Krankenhaus für traditionelle chinesische Medizin in Peking über 500 Fälle traumatischer Querschnittslähmung (1969—1979) geht hervor, daß 83% auf die Akupunkturbehandlung ansprachen. In 15% der Fälle wurde eine nahezu völlige Wiederherstellung erreicht (Schweregrad der Läsion nicht erwähnt).

In 30% zeigte sich ein deutlicher Fortschritt in der Beherrschung der Körperfunktionen, in 38% ein mäßiger Fortschritt. Die Behandlung erfolgt ebenso wie bei uns in eigenen Zentren, wo alle Mittel östlicher und westlicher Medizin zur Verfügung stehen, insbesondere auch eine intensive krankengymnastische Behandlung gewährleistet ist.

Wenn auch die Querschnittslähmung, soweit sie total ist, ein an sich irreversibles Ereignis darstellt, wird sie doch von einer Reihe funktioneller Störungen begleitet, die einer Regulationstherapie, wie der Akupunktur, zugänglich sind.

Durch Akupunktur zu beeinflußen sind:

1. Schmerzen,
2. eine in Ausbildung befindliche Spastizität,
3. Reflexbahnung zur Erreichung einer Stuhl- und Harnkontinenz,
4. Einflußnahme auf den vegetativen Tonus und die Psyche.

ad 1. Die Schmerzen werden durch Nadelung von paravertebralen Punkten (nach *Hua-Tuo*) oberhalb und unterhalb der Verletzungsstelle und durch entsprechende Punkte im Segment behandelt.

ad 2. Nach einem Initialstadium mit schlaffen Lähmungen treten bei Verletzungen oberhalb von BWK 10 nach einigen Wochen Muskelspasmen mit Hyperreflexie auf, die allmählich in Kontrakturen übergehen, die für die Rehabilitation überaus hinderlich sind. Die Retonisierung der Muskulatur auf Rückenmarksebene erfolgt nicht gleichmäßig, sondern ist nach Muskelgruppen verschieden. Dadurch kommt es zu einem Ungleichgewicht zwischen Synergisten und Antagonisten, das anfangs funktionell reversibel ist, mit der Zeit aber zur fibrösen Kontraktur führt. Man muß daher schon beim Auftreten der ersten Spasmen darauf achten, in welchen Muskelgruppen sich diese Gleichgewichtsverschiebung anbahnt.

Grundsatz der Behandlung ist eine Relaxierung (Sedierung) der kontrakten und eine Anregung (Tonisierung) der schwächeren Muskelgruppen. Die hierzu verwendeten Reizpunkte liegen entweder über den zugehörigen Nervenstämmen oder im Bereich der Muskeln selbst. Die Reizung kann grundsätzlich mit Impulsströmen über Elektroden erfolgen, durch tiefe Nadelung mit manueller Stimulation oder durch Nadelung und elektrische Stimulierung. Die Relaxation der kontrakten oder zum Spasmus neigenden Muskulatur versucht man gleichzeitig durch länger liegende

Nadeln in den entsprechenden Muskelpunkten oder durch eine Infiltration mit 1—2% Procainlösung (je 1—2 ml).

Punkte, von denen aus man (mit sehr dünnen Nadeln) den peripheren Nerven selbst erreicht, sind z. B.

Di 11 für den Nervus radialis,
Dü 8 für den Nervus ulnaris,
MP 12 für den Nervus femoralis,
B 49 und B 51 für den Nervus ischiadicus,
G 34 für den Nervus fibularis.

Wichtige Muskelpunkte sind z. B.:

Di 15 (Di 16) für die Abduktoren des Schultergelenkes (Musculus deltoideus, supraspinatus),
Di 10 für die Handgelenksstrecker,
B 49 (Durchstich zu G 30) für Extensoren des Hüftgelenks (Glutaeus maximus usw.),
G 30 für die Abduktoren (Glutaeus med., min.),
M 36 für die Dorsalflexion des Fußes (Tibialis anterior, Extensor digitorum),
M 32 für die Kniestreckung.

ad 3. Störungen der Blase sind über die Punkte KG 3, KG 4, N 11 und MP 6 zu beeinflußen, am besten in Verbindung mit paravertebralen Punkten im Lumbosakralbereich oder den lateral davon liegenden Punkten B 31 bis B 34.

Die Stuhlentleerung versucht man über lokale Punkte (KG 1 und LG 1 sowie perianale Punkte) zu beeinflussen, zusammen mit Fernpunkten (z. B. MP 6, M 25, 3E 6, evtl. auch weitere Punkte in Nabelhöhe: ein neuer Punkt in 3 Cun Abstand und der Punkt MP 15, 4 Cun von der Mitte).

Die Behandlung erfolgt anfangs 1mal täglich, später 2mal wöchentlich. Sie muß sich, ebenso wie die krankengymnastische Behandlung, über sehr lange Zeiträume erstrecken.

Um nochmals die wichtigsten Punkte zusammenzufassen, sei hier die Punktekombination genannt, die in den „Outline of Chinese Acupuncture“ zusammengestellt ist:

Hua-Tuo-Punkte im betroffenen Segment,
G 34 als allgemein wirksamer Punkt für die Motilität,

M 36 als allgemeiner Punkt gegen Muskelatonie, aber auch psychisch ausgleichend,

MP 6 als wichtigster Punkt für die Durchblutung von Bein und Becken.

Bisherige Erfahrungen (persönliche Mitteilung von Dr. *Nechwatal*) im Rehabilitationszentrum Tobelbad bestätigen die chinesischen Berichte. Besonders die Prävention der gefürchteten Kontrakturen ist bei frühzeitiger Anwendung der Akupunktur recht erfolgreich. Sowohl in China wie bei uns steht man aber erst am Anfang einer Therapie, für welche allgemein gültige Regeln erst erarbeitet werden müssen.

Nachwort

An einer Reihe von Beispielen aus der Orthopädie und Rheumatologie wird gezeigt, daß zumindest bei Erkrankungen des Bewegungsapparates die durch eine *Funktions-* und *Schmerzanalyse* erweiterte „westliche" Diagnose einen direkten Zugang zur Akupunkturbehandlung bietet.

Vergleichsweise wurden in einigen Kapiteln auch Überlegungen der traditionellen chinesischen Medizin dargestellt. Diese Gegenüberstellung schien besonders interessant beim entzündlichen Rheumatismus, einer Allgemeinerkrankung, deren letzte Ursachen auch uns noch unbekannt sind und bei der meteorologische Faktoren (die „äußeren Krankheitsursachen" der Chinesen) sicher eine wesentliche Rolle spielen.

Die Grundprinzipien der Punktwahl seien nochmals herausgestellt: lokale und regionale Punkte werden, wie seit jeher auch in der chinesischen Medizin, aufgrund einer erhöhten Gewebsspannung und Drucksensibilität ausgewählt. Sie beweisen damit ihre Beteiligung am aktuellen Krankheitsgeschehen. Erfahrungsgemäß sind diese Punkte auch therapeutisch besonders wirksam. So wie sie die Chinesen als „Öffnungen" zur Umwelt betrachten, benutzen wir sie als Einstiegspunkte ins Vegetativum. Mit Blickrichtung auf die bei jeder Störung bestehenden vegetativen Asymmetrien werden Punkte nach dem Gesetz der Opposition hinzugefügt: Kombination innen—außen, oben—unten, Fernpunkte, links—rechts.

Weitere Punkte werden nach der Symptomatik gewählt, wie sie auch in der chinesischen Tradition überliefert wird.

Im Besitze anderer und besserer diagnostischer Möglichkeiten weisen wir der Pulsdiagnose heute nicht mehr die entscheidende Rolle zu, die sie einst besaß. Sie ist eine sicherlich interessante Ergänzung, von der jeder nach eigenem Ermessen und Können Gebrauch machen möge.

Besonders hingewiesen wurde in den meisten Kapiteln auf die Möglichkeit einer Kombination mit anderen Therapieformen, besonders der Neuraltherapie und der Manuellen Therapie.

Da beide, ebenso wie die Akupunktur, eine Reflextherapie darstellen, ist dies meines Erachtens auch theoretisch berechtigt.

In der Praxis werden die Grenzen von beiden Seiten längst überschritten. Die Neuraltherapie verwendet — ganz offiziell — eine ganze Reihe von Akupunkturpunkten für die Segmenttherapie, die Chinesen injizieren Novocain an den Akupunkturpunkt.

In der Manuellen Medizin hat sich die Erkenntnis durchgesetzt, daß Blockierungen von Wirbelsegmenten primär durch reflektorisch ausgelöste Muskelspasmen entstehen, erst sekundär kommt die mechanische Komponente der Blockierung in Form von Kapselschrumpfung, muskulärer Fibrose und Verkürzung der Ligamente zum Tragen. Dementsprechend wird versucht, zunächst diesen Muskelspasmus aufzuheben. Dies geschieht durch das „Überrumpelungsmanöver" der Manipulation, oder, heute zunehmend, durch die „postisometrische Relaxation".

Da ein wichtiger Teil der Akupunkturwirkung auf der Lösung von muskulären Spasmen beruht, ergibt sich hier von selbst die Möglichkeit einer sinnvollen Kooperation.

Resonanzzonen im Bereich der Wirbelsäule sind in der chinesischen Medizin längst bekannt (Zustimmungspunkte und paravertebrale Punkte nach *Hua-Tuo*). Ihre Miteinbeziehung nach segmentalen Gesichtspunkten entspricht den Vorstellungen der Segmenttherapie und der Manuellen Medizin.

Bei den Reizmethoden wurde bewußt nur von Nadelung und Moxa, den klassischen Methoden, gesprochen.

Die Nadelung dürfte wohl auch weiterhin die stärkste und nachhaltigste Reizform bleiben. Ihre Wirkung summiert sich aus mehreren Faktoren: Stichreaktion (= Reizung von Nervenendigungen), Interaktion des metallischen Fremdkörpers mit dem Gewebe (wobei der Stellenwert des elektrochemischen Potentials noch nicht sicher bekannt ist), Gewebszerstörung (Freisetzung von Gewebshormonen) und die komplexen Vorgänge der Wundheilung.

Demgegenüber scheinen die modernen Reizmethoden mehr auf einer Signalwirkung zu beruhen, die ja grundsätzlich auch mit schwachen Energien ausgelöst werden kann (vgl. die Arbeiten von *Popp* über die ultraschwache Photonenstrahlung).

Bereits seit einiger Zeit in Gebrauch sind Laserstrahlen, Impulsstrom über eingestochene Nadeln oder über Oberflächenelektroden (transkutane Nervenstimulation) und die auf Resonanzeffekten beruhende Applikation bestimmter, angeblich punktspezifischer elektromagnetischer Frequenzen. Auch einfache Magnete und pulsierende Magnetfelder werden zur Therapie verwendet — ihre experimentelle Überprüfung ist derzeit noch im Gange.

Welche neuen therapeutischen Effekte die Einschaltung der modernen Technik in die Reiztherapie bringen wird, ist derzeit noch nicht abzusehen. Die Hautreizung ohne Stich hat aber zweifellos Vorteile: mit Hilfe von transportablen Geräten kann der Patient nach Anleitung des Arztes die Behandlung zu Hause fortführen. Auch für nadelscheue Patienten und in der Kinderpraxis eröffnen sich neue Möglichkeiten.

Literatur

Anatomical Charts of the Acupuncture Points and 14 Meridians, Peking.

Arens, K. und *Schumacher, J.:* Diagnostische und therapeutische Möglichkeiten der Ohrakupunktur bei orthopädischen Krankheitsbildern. Referat 31. Jahrestagung der Nordwestdeutschen Orthopäden, Essen 1981.

Baar, H. A. und *Gerbershagen, H. U.:* Schmerz, Schmerzkrankheit, Schmerzklinik. Springer Verlag, Heidelberg/Wien/New York 1974.

Bachmann, G.: Die Akupunktur — eine Ordnungstherapie. 3. Auflage, Karl F. Haug Verlag, Heidelberg 1980.

Bergsmann, O.: Die biokybernetische Wirkung der Akupunktur im Klinischen Versuch. Deutsch. Zeitschr. f. Akupunktur **20** (1977), Heft 5.

Bergsmann, O.: Klinisch-experimentelle Objektivierbarkeit der Akupunktur. DZA **23** (1980), Heft 4.

Bergsmann, O. und *Eder, M.:* Thorakale Funktionsstörungen. Karl F. Haug Verlag, Heidelberg 1977.

Biehl, G.: Zeitgemäße Behandlung des Sudeck-Syndroms. Orthopädische Praxis (1981), Heft 6.

Bischko, J.: Einführung in die Akupunktur. Karl F. Haug Verlag, Heidelberg 1979.

Bischko, J.: Akupunktur für mäßig Fortgeschrittene. 2. Auflage, Karl F. Haug Verlag, Heidelberg 1980.

Bischko, J.: Akupunktur für Fortgeschrittene. 6. Auflage, Karl F. Haug Verlag, Heidelberg 1978.

Bischko, J.: Handbuch der Akupunktur und Auriculotherapie. Karl F. Haug Verlag, Heidelberg 1976.

Bischko, J.: Grundlagen der Akupunkturtherapie. 10. Internationaler Fortbildungskurs für klinische Anästhesiologie, Wien 1981.

Braun, A. und *Stein, W.:* Akupunktur beim Postnucleotomiesyndrom - Indikation und Therapie. Orthopädische Praxis (1980), Heft 1.

Braun, A. und *Stein, W.:* Indikation zur Akupunktur bei der Epicondylopathie. Orthopädische Praxis (1980), Heft 10.

Braun, A.: Möglichkeiten und Grenzen der Akupunkturbehandlung in der Orthopädie. Vortrag anläßlich der 31. Jahrestagung der Nordwestdeutschen Orthopäden, Essen 1981.

Darras, J. C.: Rhumatisme et Acupuncture. (Persönliche Mitteilung Dr. *Singer.*)

Debavelaere, A.: Polyarthrite rhumatoide. (Persönliche Mitteilung Dr. *Singer.*)

Dosch, P.: Lehrbuch der Neuraltherapie nach Huneke. Karl F. Haug Verlag, Heidelberg 1978.

Eder, M. und *Tilscher, H.:* Schmerzsyndrome der Wirbelsäule. Hippokrates Verlag, Stuttgart 1978.

Frey, R. und *Gerbershagen, H. U.:* Schmerz und Schmerzbehandlung heute. Gustav Fischer Verlag, Stuttgart 1977.

Frick, H., Leonhardt, H. und *Starck, D.:* Allgemeine Anatomie, Spezielle Anatomie I, Extremitäten, Rumpfwand. Georg Thieme, Stuttgart 1977.

Fu-Wei-kang: The Story of Chinese Acupuncture and Moxibustion. Foreign Languages Press, Peking 1975.

Grill, F., Polt, E. und *Tilscher, H.:* Die Anwendung der Schmerzpalpation bei der Akupunktur von Erkrankungen des Bewegungsapparates. Deutsch. Zeitschr. f. Akupunktur **21** (1978), Heft 1.

Gross, D.: Therapeutische Lokalanästhesie – Grundlagen, Klinik, Technik. Hippokrates Verlag, Stuttgart 1972.

Gruber, M.: Akupunkturausbildung in der VR China. Aus dem Handbuch für Akupunktur und Aurikulotherapie, Broschüre 21.3.0. Karl F. Haug Verlag, Heidelberg 1979.

Henninger, H.: Akupunktur bei Phantomschmerzen. Aus dem Rehabilitationszentrum Stollhof, Klosterneuburg bei Wien.

Idelberger, K.: Lehrbuch der Orthopädie. Springer Verlag, Heidelberg/Berlin/New York 1970.

Jantsch, H. und *Schuhfried, F.:* Niederfrequente Ströme zur Diagnostik und Therapie. Verlag Maudrich, München/Bern 1974.

Jenkner, F. L.: Nervenblockade. Springer Verlag, Heidelberg/Berlin/New York 1980.

Jenkner, F. L.: Schmerzbehandlung durch elektrischen Strom. Sonderdruck aus der neurochirurgischen Schmerzambulanz, Ambulatorium der Wr. Gebietskrankenkasse, Wien-Süd.

Jesserer, H., Sigmeth, W., Steffen, C. und *Thumb, N.:* Praktische Rheumatologie. Verlag Österreichische Rheumaliga 1979.

Kitzinger, E.: Akupunktur und Manuelle Therapie – Ergänzung oder Alternative? Deutsch. Zeitschr. f. Akupunktur **23** (1980), Heft 6.

Kellner, G. v.: Regulationsmechanismen bei der Akupunkturbehandlung. Deutsch. Zeitschr. f. Akupunktur **21** (1978), Heft 5.

König, G. und *Wancura, I.:* Neue chinesische Akupunktur. Lehrbuch und Atlas mit naturwissenschaftlichen Erklärungen. Verlag Wilhelm Maudrich, 1977.

König, G. und *Wancura, I.:* Praxis und Theorie der Neuen chinesischen Akupunktur. Verlag Wilhelm Maudrich 1979.

Kokoschinegg, P.: Meßtechnik in der Akupunktur. Deutsch. Zeitschr. f. Akupunktur **21** (1978), Heft 4.

Kropeji, H.: Systematik der Ohrakupunktur. Aus dem Handbuch für Akupunktur und Aurikulotherapie. Karl F. Haug Verlag, Heidelberg 1976.

Kropeji, H.: Die Ohrakupunktur beim Ellbogenschmerz. Orthopädische Praxis (1980), Heft 10.

Krötlinger, M.: Zur Anwendung des Stroms in der Akupunktur. Aus dem Handbuch für Akupunktur und Aurikulotherapie. Karl F. Haug Verlag, Heidelberg 1976.

Krötlinger, M.: Zum Einsatz des Lasers in der Akupunktur. Deutsch. Zeitschr. f. Akupunktur **20** (1977), Heft 4.

Laforgue, D.: Rhumatismes inflammatoires et dégénératifs. (Persönliche Mitteilung Dr. *Singer.*)

Lang, W.: Akupunktur und Nervensystem – Studie zur Wirkungsweise der Akupunktur. 2. Auflage, Karl F. Haug Verlag, Heidelberg 1976.

Lewit, K.: Manuelle Therapie im Rahmen der ärztlichen Rehabilitation. Verlag Johann Ambrosius Barth, Leipzig 1973.

Lewit, K.: Muskelfazilitations- und Inhibitionstechniken in der Manuellen Medizin – Postisometrische Muskelrelaxation. Manuelle Medizin (1980/81) Heft 6 und Heft 1.

Liertzer, H.: Vergleichende Untersuchung druckdolenter Akupunkturpunkte bei der Coxarthrose. Deutsch. Zeitschr. f. Akupunktur **24** (1981), Heft 2.

Lu Gwei-Djen und *Needham, J.:* Celestial Lancets. Cambridge University Press, 1980.

Maigne, R.: Douleurs d'origine vertebrale et traitements par manipulations. Expansion Scientifique Francaise, Paris 1968.
Meng, A. Chaolai: Chinesische Atem- und Konzentrationsübungen. Karl F. Haug Verlag, Heidelberg 1980.
Meng, A. Chaolai: Die Akupunktur im China von Gestern und Heute. Aus dem Handbuch für Akupunktur und Aurikulotherapie. Karl F. Haug Verlag, Heidelberg 1976.
Melzack, R.: Das Rätsel des Schmerzes. Hippokrates Verlag, Stuttgart 1978.
Mumenthaler, M.: Neurologie für Ärzte und Studenten. 2. Auflage, Georg Thieme Verlag, Stuttgart 1969.
Nechwatal, E: Rehabilitationszentrum Tobelbad, persönliche Mitteilung.
Nogier, P.: Frequenzen der Körperakupunkturpunkte. Deutsch. Zeitschr. f. Akupunktur **21** (1978), Heft 2.
An Outline of Chinese Acupuncture. Foreign Languages Press, Peking 1975.
Petricek E. und *Zeitler, H.:* Neue Systematische Ordnung der Neu-Punkte. Karl F. Haug Verlag, Heidelberg 1976.
Pischinger, A.: Akupunktur und Grundregulation. Deutsch. Zeitschr. f. Akupunktur **23** (1980), Heft 4.
Popp, F. A.: Die ultraschwache Photonenemmission aus biologischen Systemen. Deutsch. Zeitschr. f. Akupunktur **21** (1978), Heft 2.
Pothmann, Weigel und *Stux:* Frozen Shoulder - Differential Acupuncture Therapy with Point St. 38. American Journal of Acup. Vol. 8 (1980), 1.
Rosenberger, F.: Die Akupunkturbehandlung der Dystrophia Sudeck (aus dem Unfallkrankenhaus Linz).
Spoerel, W. E.: Acupuncture in Chronic Pain. American Journal of Chinese Medicine Vol. **4/3** (1976).
Schnorrenberger, C. C.: Therapie mit Akupunktur. Band I., Hippokrates Verlag, Stuttgart 1981.
Stein, W. und *Braun, A.:* Lasertherapie - Akupunkturnadeln. Vergleichende Wirkung bei Epikondylopathie. Orthopädische Praxis (1980), 10.
Stiefvater, E. W.: Praxis der Akupunktur. 5. Auflage, Verlag für Medizin Dr. Ewald Fischer, Heidelberg 1977.
Teschemacher, H.: Endorphine - körpereigene Analgetica. Deutsch. Zeitschr. f. Akupunktur **21** (1978), Heft 2.
Torklus, D. v.: Tarsaltunnelsyndrom. Orthopädische Praxis (1977), 11.
Umlauf, R.: Anwendung der Akupunktur bei der Behandlung von vertebragenen, schmerzhaften Syndromen. Deutsch. Zeitschr. f. Akupunktur **21** (1978), Heft 1.
Umlauf, R.: Einige Erfahrungen aus der Abteilung für Akupunktur des Fakultätskrankenhauses in Brünn. Deutsch. Zeitschr. f. Akupunktur **22** (1979), Heft 1.
Wörz, R. und *Gross, D.:* Schmerzstudien. Band I.: Kreuzschmerz, Gustav Fischer Verlag, Stuttgart 1978.
Zeitler, H.: Chronobiologie, Chronopharmakologie, Tagesrythmen. Deutsch. Zeitschr. f. Akupunktur **21** (1978), Heft 6.

III. Anhang

1. Schmerzpunktpalpation und Funktionsanalyse

Hauptsymptom in der Pathologie des Bewegungsapparates ist die schmerzhafte Bewegungseinschränkung. Beide Faktoren, der Schmerz und die Bewegungseinschränkung, sollten vor Beginn der Behandlung sowohl im Hinblick auf Ursache wie auf Lokalisation möglichst genau analysiert werden. Erst dann ist es möglich, vor allem die lokalen Nadeln sinnvoll zu setzen. Die Dokumentation der erhobenen Befunde ermöglicht darüber hinaus eine objektive Verlaufskontrolle.

1.1 Die Schmerzpunktpalpation

Es genügt nicht, sich vom Patienten den „Locus dolendi" beschreiben zu lassen. Für die volle lokale Analgesiewirkung ist es notwendig, die „aktiven Reaktionspunkte" zu finden. Es sind dies meist - aber nicht immer - Akupunkturpunkte in der Schmerzzone oder im Meridianverlauf, die auf Fingerdruck empfindlich sind und meist auch Veränderungen der Gewebsspannung in Form von tastbaren Verhärtungen oder auch von Dellen aufweisen. Die Untersuchung mit elektrischen Punktdetektoren zeigt an solchen „aktiven" Punkten, besonders im Bereich der Gliedmaßen und des Kopfes eine deutliche Verminderung des Hautwiderstandes im Zentrum des Punktes.

Diese Schmerzpunkte sind nicht wahllos über die Körperoberfläche verstreut, sondern zeigen bei verschiedenen klinischen Schmerzbildern eine gesetzmäßige Lokalisation, die ja zweifellos weitgehend für die Entdeckung der Akupunkturpunkte maßgebend war. Damit ergibt sich auch eine wesentliche Erleichterung der Schmerzpunktpalpation, indem man nicht (was ohnehin unmöglich wäre) alle Punkte der Körperoberfläche palpieren muß, sondern eben nur diese „Prädilektionspunkte" des Schmerzes, in der Schmerzzone, im Meridianverlauf und an eventuell vorhandenen paravertebralen „Resonanzzonen". Das Kriterium der erhöhten Druckempfindlichkeit erstreckt sich in vielen Fällen (besonders bei Seitenvergleich) auch auf Fernpunkte, deren Auswahl dadurch mitbestimmt wird.

Die Ursache für die erhöhte Druckempfindlichkeit bestimmter Punkte ist noch weitgehend ungeklärt. Lediglich die in der Muskulatur liegenden Schmerzpunkte (myofasziale Triggerpunkte) sind eingehend untersucht worden [7]: Sie werden als strang- oder knotenförmige Verdickungen von Muskelbündeln beschrieben, in deren Verlauf wieder ein umschriebener Punkt besonders druckempfindlich ist, der eigentliche „Trigger-Punkt“.

Diese örtlichen Muskelkontrakturen, charakterisiert durch Verhärtung und Verkürzung, beruhen nicht auf einer aktiven, elektromyographisch nachweisbaren Dauerkontraktion, sondern auf einem „Hängenbleiben“ der bei der Muskelkontraktion ineinandergreifenden Aktin- und Myosin-Filamente.

Therapeutisch können diese schmerzhaften Muskelkontrakturen auf verschiedene Weise gelöst werden: durch Vereisung mittels eines Chloräthylsprays, durch Infiltration mit Novacain und – die Brücke zur Akupunktur – durch Einstechen einer Nadel, die allerdings besonders genau plaziert sein muß. Als besonders wichtig für einen Dauererfolg wird die Dehnung der verkürzten Muskulatur auf ihre normale Länge betont, was natürlich nur unter Ausnutzung der analgetischen Phase möglich ist.

In der Akupunkturliteratur findet man analoge Anweisungen: So heißt es im Buch „Huangdi-Neijing“, Kap. XIII, das sich mit den Affektionen im Bereich der Muskulatur bzw. der Muskelketten befaßt: „Dort, wo sich ein schmerzhafter Punkt findet, liegt eine Konzentration der Energie vor, hier muß man die Nadel einstechen. Die Zahl der Nadelstiche ist dabei nicht limitiert, man nadelt so lange, bis der Kranke eine Erleichterung verspürt.“

Und für schmerzhafte, durch Muskelkontrakturen bedingte Bewegungseinschränkungen gilt, daß man zunächst durch kräftige Stimulation eines geeigneten Fernpunktes eine Hypalgesie im betroffenen Abschnitt zu erreichen sucht und sofort den Patienten anweist, im betroffenen Gelenk maximale Bewegungen in allen Richtungen vorzunehmen.

Zur praktischen Durchführung:

Man palpiert mit möglichst gleichem Druck in der vom Patienten angegebenen Schmerzregion die Akupunkturpunkte, aber auch jene Strukturen, die erfahrungsgemäß als Schmerzursprung in Betracht kommen, also nicht nur Muskeln, sondern auch Ligamente, Gelenkkapseln, Periost (besonders dort, wo Muskeln ansetzen). Die meisten dieser Schmerzpunkte sind „registrierte" Akupunkturpunkte, andere sind „persönliche Punkte", die als „Ah-shi-Punkte" die gleiche therapeutische Wertigkeit besitzen wie die klassischen Akupunkturpunkte. Hat man damit den hauptsächlich betroffenen Meridian festgestellt, sucht man nach weiteren „aktiven Punkten" im Verlauf des Meridians (bzw. Segments). Insbesondere bei vertebragenen Syndromen (Zervikalsyndrom, Ischialgie) muß man auch die Wirbelsäule in die Untersuchung einbeziehen:

1.1.1 Palpation der paravertebralen Muskulatur (und des „hinteren Gelenkpunktes")

Entlang einer Linie 1 cm seitlich der Dornfortsatzreihe untersucht man von oben nach unten in jeweils 1 cm Abstand symmetrische Punkte beidseits der Wirbelsäule mit der Kuppe des Zeigefingers oder Mittelfingers. Man sucht nach schmerzhaften Muskelhärten, aber auch Konsistenzänderungen in Kutis und Subkutis, wobei besonders eine Seitendifferenz zu beachten ist. Markierung auffälliger Punkte mit Filzstift.

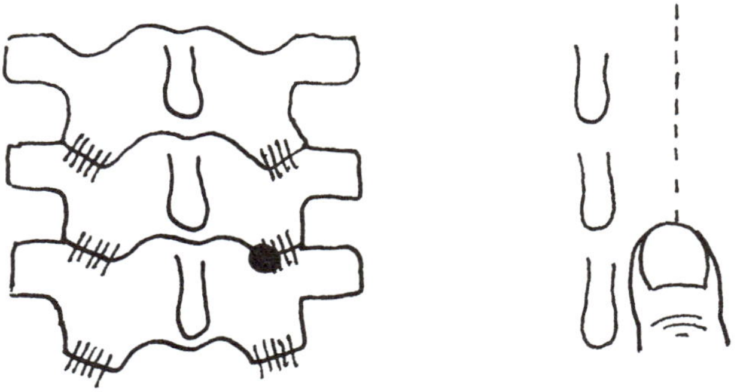

Abb. 1: Palpation des „hinteren Gelenkpunktes" ca. 1 Querfinger seitlich der Medianen

1.1.2 Palpation der Dornfortsätze

a) Schmerzhaftigkeit schon bei leichtem Druck = Periostschmerz
b) Schmerz beim „Schlüsseltest“ nach *Maigne* (Abb. 2) = Ligamentum interspinale
c) Verschiebeschmerz der Wirbel bei starkem Druck auf einen Dornfortsatz in ventraler Richtung (Bauchlage) = Ligamentum longitudinale anterius / posterius, Gefügestörung in einem Segment.

Sehr oft kann man schon mit diesen einfachen Tests eine segmentale Störung (Wirbelblockierung) diagnostizieren und gezielt behandeln. Oft genügt dann schon die Beseitigung muskulärer

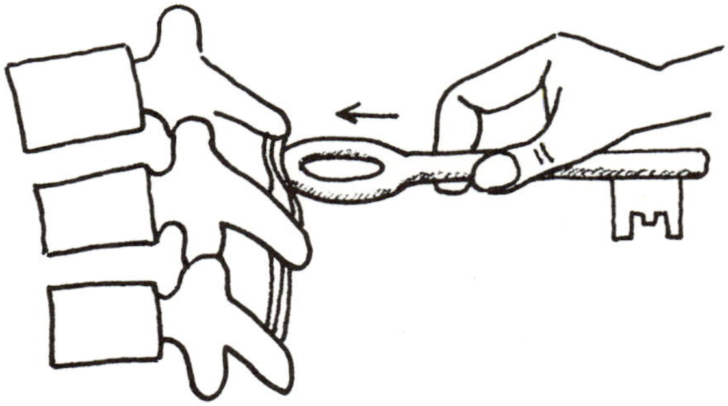

Abb. 2: „Schlüssel-Test“ *(Maigne)* zur Prüfung des Ligamentum interspinale

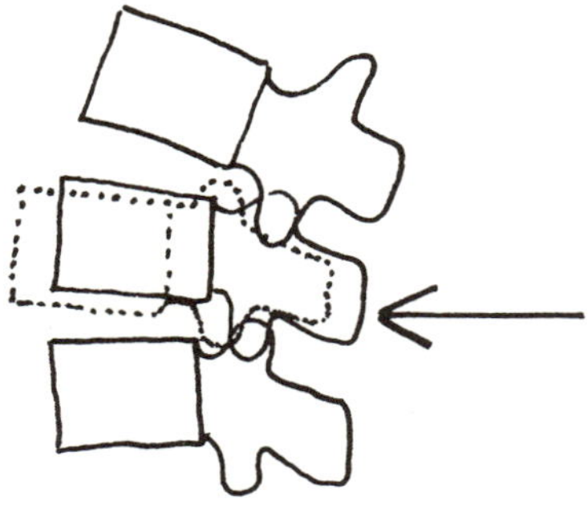

Abb. 3: Ventral-Verlagerung eines Wirbels durch starken Druck auf seinen Dornfortsatz

Spasmen in der intersegmentalen Muskulatur (besonders Musculi rotatores) durch Nadelung der paravertebralen Punkte von Huatuo-Jiaji (eventuell auch Punktinjektion mit Xyloneural) mit anschließender Selbstmobilisierung durch den Patienten, d. h. maximale Bewegungen im betroffenen Wirbelsäulenabschnitt nach den drei Grundrichtungen (anterior – posterior / seitlich / Rot). Bei Weiterbestehen einer Blockierung Behandlung durch den Manualtherapeuten.

1.1.3 Palpation von hyperalgetischen Rückenzonen

a) mit dem „diagnostischen Strich" der Bindegewebsmassage, von unten nach oben, in verschiedenen Abständen von der Wirbelsäule. Dabei erfolgt eine Gewebsverschiebung im Bereich der Subkutis.

b) mit der Kibler'schen Hautfalte: man faßt mit Daumen, Zeigefinger und Mittelfinger beider Hände eine quere Hautfalte im Rückenbereich und verschiebt diese langsam nach oben (Rollfalte). Über einer hyperalgetischen Zone wird diese Rollbewegung plötzlich sehr schmerzhaft, die Gewebsschichten lassen sich nicht mehr übereinander verschieben und die Bewegung bleibt stecken. Zugleich zeigt die Haut das Aussehen einer Orangenschale. Die Ursache dieser hyperalgetischen Rückenzonen liegen entweder im Bewegungsapparat oder in Störungen innerer Organe (Head'sche Zonen).

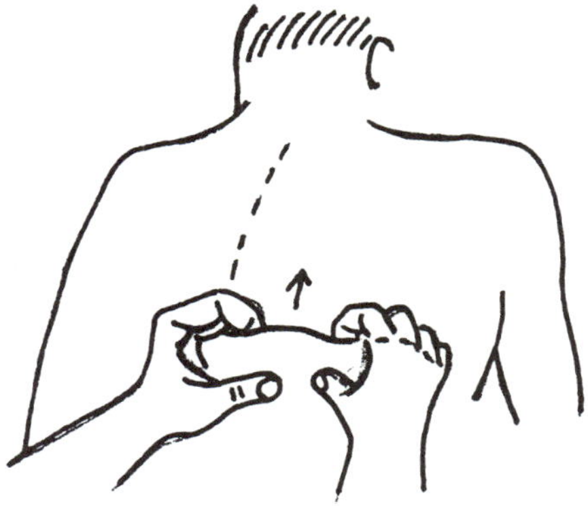

Abb. 4: Kibler'sche Hautfalte zur Prüfung subkutaner Verspannungszonen

Für den therapeutischen Erfolg ist es wichtig, die Lage des Schmerzpunktes auch in bezug auf seine Tiefe und Gewebszugehörigkeit zu erkennen. So spricht für eine Lokalisation im Bereich der Haut das Maximum der Empfindlichkeit beim Kneifen (Druck auf die abgehobene Hautfalte).

Für Lage in der Muskulatur (myofasziale Triggerpunkte) spricht das Weiterbestehen des Druckschmerzes an gleicher Stelle, auch wenn man die Haut darüber zur Seite geschoben hat. Natürlich kann der Druckschmerz in diesem Fall auch von einer noch tieferen Struktur (z. B. Periost, Nervenstamm usw.) herrühren: Liegt der Schmerzpunkt im Muskel, wird sich der Schmerz bei Anspannung des Muskels verstärken, liegt er tiefer, wird er bei diesem Test schwächer empfunden.

Diese Lokalisation der Tiefe nach ist nicht nur für das lokale Setzen der Nadel in richtiger Tiefe wichtig, sondern auch für die richtige Wahl „schichtenspezifischer“ Punkte aus der klassischen Akupunktur (G 34 für Muskeln und Sehnen, Lu 9 für Gefäße der Subkutis, B 11 für Knochen und Gelenke).

Es ist bemerkenswert, daß heute in China bei Störungen des Bewegungsapparates und bei den verschiedenen „Algien“ nicht theoretische Spekulationen, sondern die Auffindung von palpablen Schmerzpunkten für die Therapie wegweisend ist – genau wie bei uns in der therapeutischen Lokalanästhesie, Neuraltherapie und manuellen Therapie. Eine Tatsache, die beweist, daß medizinische Grundphänomene für die gesamte Menschheit Gültigkeit haben.

1.2 Funktionsanalyse

Es wird die Beweglichkeit in den einzelnen (betroffenen) Gelenken geprüft, zuerst aktiv in den für das Gelenk spezifischen Hauptrichtungen, sodann passiv unter Ausschaltung jeder aktiven Muskeltätigkeit. Der erreichte Bewegungs-Winkel wird geschätzt oder gemessen und schriftlich festgehalten. Die Funktionsanalyse soll nicht nur die bestehende Bewegungseinbuße dokumentieren, sondern nach Möglichkeit auch ihre Ursache und die betroffene Struktur ermitteln.

Die Beweglichkeit kann gestört sein durch:

a) Anatomische (irreversible) Veränderungen an den gelenkbildenden Teilen des Knochens (Rö.-Bild!)
b) Veränderungen an den bindegewebigen Strukturen: Schrumpfung der Gelenkkapsel, Verkürzung oder Lockerung von Ligamenten, Entzündungen, Gelenkergüsse.
c) Muskuläre Insuffizienz: Myogene oder neurogene Paresen, Schwächung der Muskelkraft durch Myogelosen oder „Trigger", Störung der muskulären Balance mit Hypertonus (Kontraktur) und Verkürzung einer Muskelgruppe bei gleichzeitiger Schwächung und Überdehnung der Antagonisten.
d) Bewegungsschmerz verschiedener Lokalisation zwingt den Patienten zu einer Schonhaltung.

Erst durch diese Funktionsanalyse (in Verbindung mit der Schmerzpunktpalpation) ist man in der Lage reversible/funktionelle von irreversiblen/strukturellen Veränderungen zu unterscheiden, bzw. ihren jeweiligen Anteil am vorliegenden Krankheitsbild richtig einzuschätzen. Dies ist entscheidend für die Beurteilung, ob Akupunktur überhaupt indiziert ist und was man von ihr erwarten kann. Akupunktur hilft dort, wo eine Funktion *gestört* ist, nicht aber wo die Struktur *zerstört* ist.

Man muß aber immer bedenken, daß Schmerzen und die dadurch ausgelöste Bewegungsstörung von gestörten Funktionen ausgehen, während etwa massive anatomische Veränderungen der Gelenkkörper an sich schmerzlos sein können. Auch bei schweren strukturellen Veränderungen sind also meist noch genügend funktionelle Faktoren vorhanden, die einer funktionellen Behandlung wie der Akupunktur zugänglich sind.

Während anatomische Veränderungen in erster Linie durch das Röntgenbild zu erkennen sind, können bindegewebige und muskuläre (bzw. neuromuskuläre) Störungen nur durch den klinischen Test differenziert werden.

Der Gang der Untersuchung, wie sie jeder Praktiker durchführen kann und soll, gestaltet sich wie folgt:

1. Beobachtung des Patienten schon beim Betreten des Raums, seiner Haltung und seines Ganges. Beim Entkleiden kann man sehr oft schon die bestehenden Behinderungen beobachten.

2. Fragen nach Art und Ort der Beschwerden, Dauer, allmählichem oder plötzlichem Beginn, Auftreten oder Verschlimmerung bei besonderen Anlässen (Kälte-Wärme) oder bei besonderen Haltungen und Bewegungen, usw.
3. Aktive Bewegungen in vollem möglichem Ausmaß in den weiter unten angegebenen Richtungen, Seitenvergleich.
4. Passive Bewegungsprüfung in der gleichen Art. Ist nicht die passive, sondern nur die aktive Beweglichkeit gestört, soll die für die Bewegung zuständige Muskulatur (Agonisten und Antagonisten) getestet werden: man läßt eine bestimmte Bewegung in vollem Umfang durchführen, wobei man dieser Bewegung einen dosierten, aber gleichmäßigen Widerstand entgegensetzt. Ist die Bewegung durch Schmerz behindert, kann man sich auch mit einem isometrischen Test (Anspannen-Lassen gegen Widerstand, ohne daß es zu einer Bewegung kommt) begnügen.
   Ein Bewegungshindernis durch verkürzte, kontrakte Muskulatur zeigt bei der passiven Bewegungsprüfung einen eher weichen Anschlag, ein bindegewebiges Hindernis einen eher harten Anschlag. Die Differenzierung von hypertoner (verkürzter) Muskulatur von hypotonen, erschlafften Muskelgruppen hat eine therapeutische Konsequenz: ganz nach den Lehren der Akupunktur wird man für die eine Gruppe relaxierende, für die andere Gruppe tonisierende Maßnahmen setzen (Nadelung mit differenter Technik, Elektrostimulation, Heilgymnastik).
5. Prüfung der einschlägigen Sehnenreflexe (Achillessehnen-Patellarsehnen-, Bizeps- und Trizepssehnenreflex usw.)
6. Prüfung der Durchblutung, besonders an den unteren Extremitäten: Hautfarbe, Hauttemperatur, Pulsation der Arteria dorsalis pedis und der Arteria tibialis posterior, Arteria femoralis.

1.2.1 Funktionsanalyse der einzelnen Regionen

Zur groben Orientierung genügen oft einfache Tests, einige davon sind auf Abb. 5 wiedergegeben:

Vorneigung im Ganzen mit Messung des FBA (= Fingerspitzen-Boden-Abstand), dessen Vergrößerung jedoch vieldeutig ist: er kann sowohl von einer minder beweglichen Wirbelsäule, wie von einem steifen Hüftgelenk herrühren.

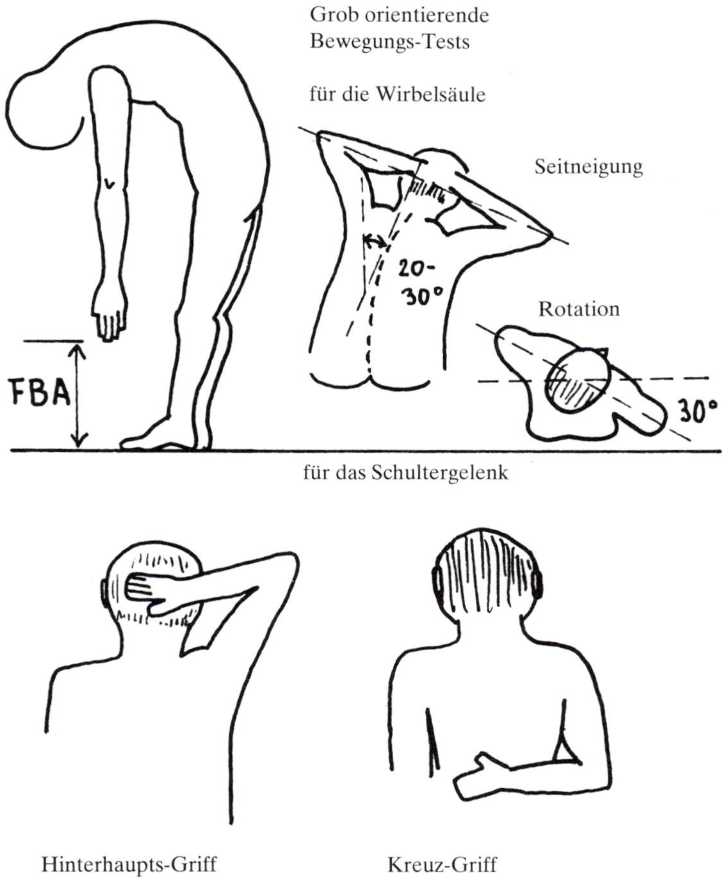

Abb. 5

Seitneigen des Rumpfes, dabei kann man für den Seitenvergleich auch die ausgestreckten Finger an den Oberschenkel anlegen lassen. Rotation des Rumpfes, testet vor allem die Drehbewegung im Lendenwirbelsäulen-Bereich.

Für die Schulter gibt es zwei Griffe: den Griff ans Hinterhaupt („Kämmen behindert") und den Griff ins Kreuz („Binden des Schürzenbandes"). Im ersten Fall wird vorwiegend Abduktion und Außenrotation getestet, im zweiten die Innenrotation und Adduktion.

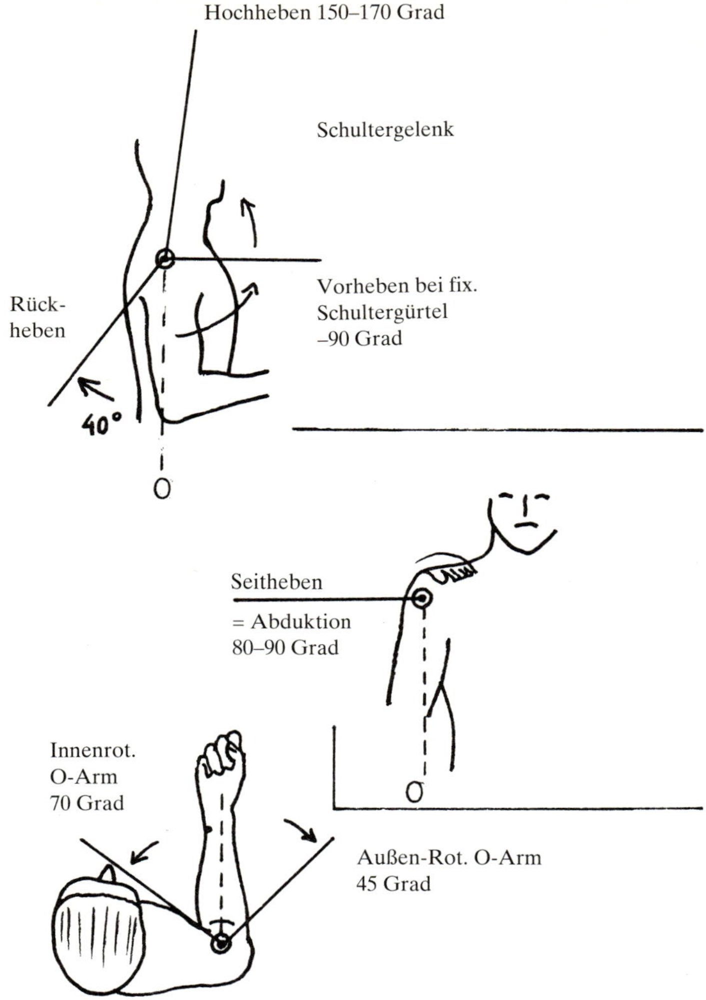

Abb. 6

Bei Vorliegen entsprechender Hinweise werden dann die betroffenen Gelenke einzeln untersucht:

Am Schultergelenk (Abb. 6) werden geprüft:

die freie Elevation nach vorne — oben (normal bis 170 Grad),
das Vorheben des Armes bei fixiertem Schultergürtel (90 Grad),

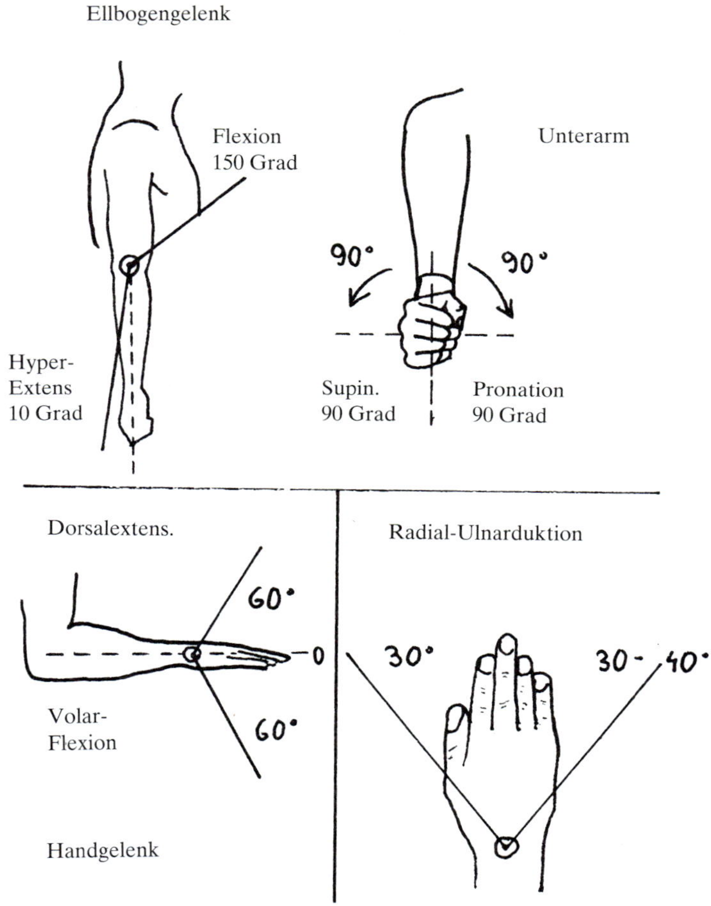

Abb. 7

das Rückheben des Armes (40 Grad),
das Seitheben des Armes in Innenrotation = Abduktion (80–90 Grad),
die Innenrotation und die Außenrotation des Armes bei rechtwinklig gebeugtem Ellbogengelenk. Dieses bleibt in Kontakt mit dem Thorax. (IR = 70 Grad, AR = 45 Grad).

Am Ellbogengelenk (Abb. 7):
die Flexion (150 Grad) und eine meist vorhandene Hyperextension (bis 10 Grad).

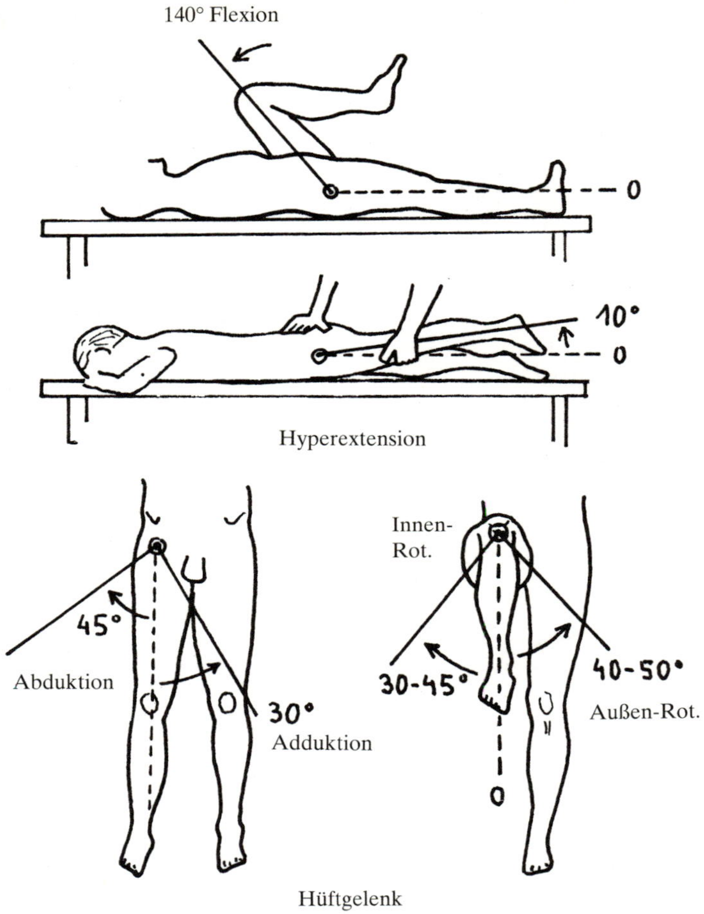

Abb. 8

Am Handgelenk (Abb. 7):
Dorsalextension und Volarflexion, beide etwa 60 Grad,
die Radial- und die Ulnarduktion, beide etwa 30–40 Grad.

Am Hüftgelenk (Abb. 8):
die Flexion (140 Grad) in Rückenlage, die Hyperextension (10 Grad) in Bauchlage,
die Abduktion (45 Grad) und die Adduktion (30 Grad)
die Innenrotation (30–45 Grad) und die Außenrotation (40–50 Grad) bei rechtwinkliger Beugung in Hüft- und Kniegelenk.

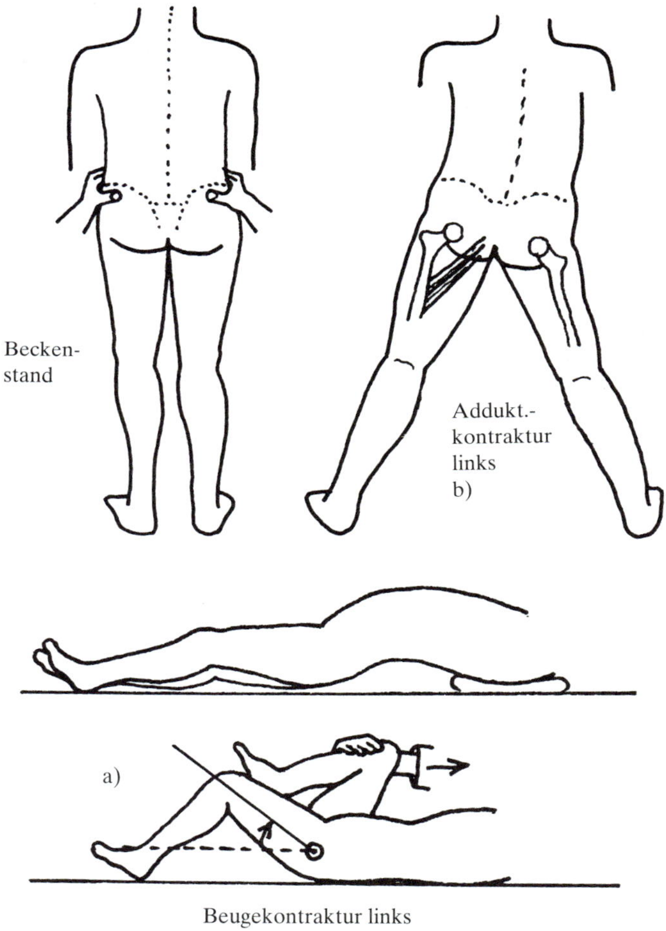

Abb. 9

Für die Funktion des Hüftgelenks ist die Stellung des Beckens von entscheidender Bedeutung, ebenso für die Beurteilung der WS-Statik. Abb. 9 zeigt den hierfür geeigneten Handgriff: der Untersucher legt den Zeigefingerrand seiner nach unten gerichteten Hände von oben auf die Darmbeinkämme. Schon Höhendifferenzen von ½ cm können mit dieser Methode mit Sicherheit erkannt werden.

Kniegelenk

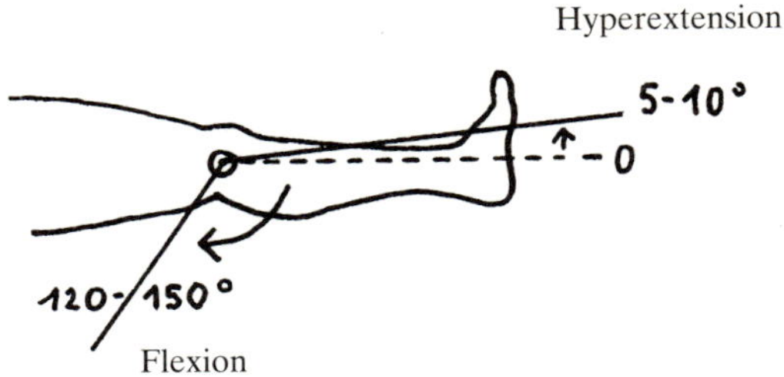

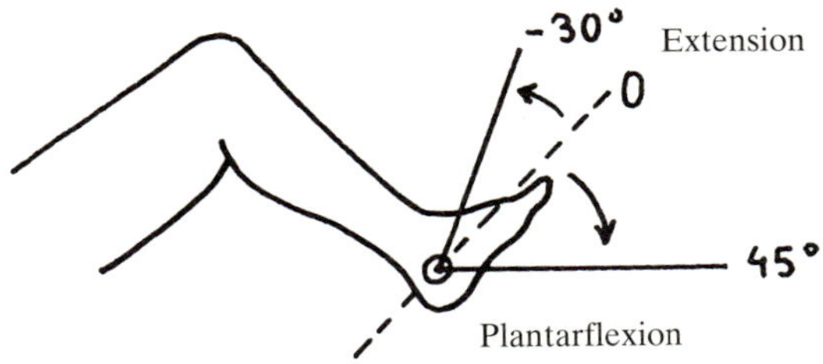

Oberes Sprunggelenk

Abb.10

Zwei weitere Tests dienen der Erkennung einer muskulären Beugekontraktur a) der Hüftbeuger und b) der Adduktoren (Abb. 9).

Am Kniegelenk (Abb. 10):
die Flexion (120–150 Grad) und die Hyperextension (5–10 Grad).

Am oberen Sprunggelenk (Abb. 10):
die Extension (Dorsalflexion — 30 Grad) und die Plantarflexion (45 Grad).

An der Hals-Wirbelsäule (Abb. 11):
die Flexion (45 Grad) und Extension (45 Grad),
das Seitneigen (bds. 45 Grad) und
die Rotation (bds. 60 bis 80 Grad).

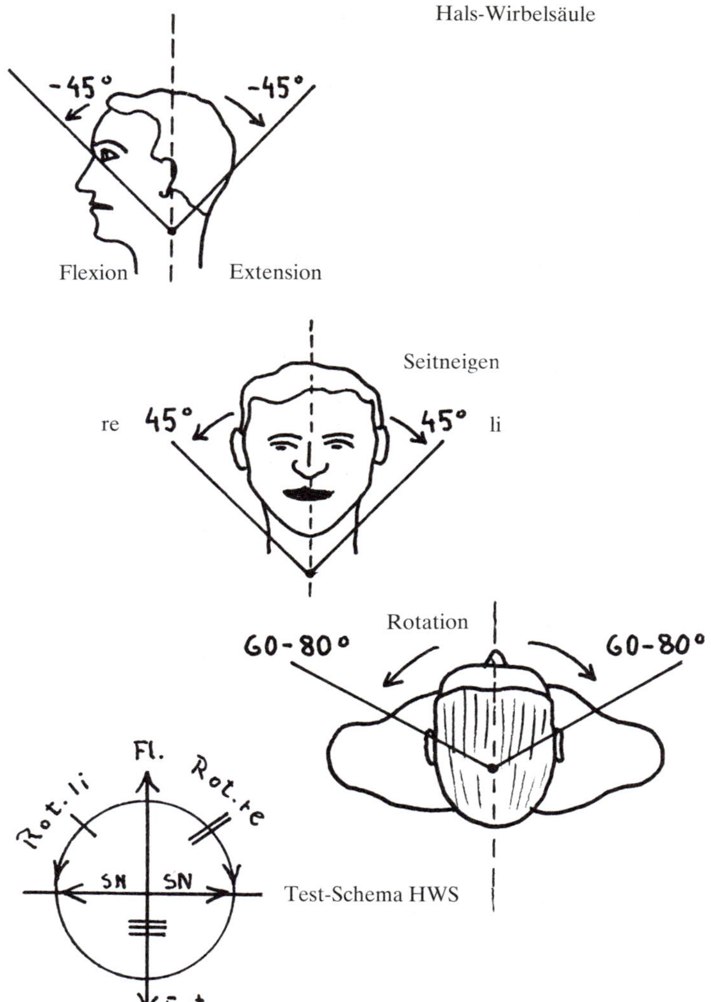

Abb.11

Im Bereich der HWS ist es schwierig – und für die Praxis nicht nötig – den Bewegungsumfang in Winkelgraden anzugeben. Hier hat sich das „Stern-Schema" bewährt, in das man leichte (/), mittlere (//) und starke (///) Bewegungseinschränkungen mit Strichsymbolen einträgt.

Es muß nochmals betont werden, daß der Bewegungsumfang der Gelenke links und rechts etwa gleich ist, aber ansonsten individuell stark variiert. Daher die besondere Wichtigkeit der Seitendifferenz!

Die funktionelle Untersuchung einer gestörten Bewegung führt zwangsläufig auch zu einem Phänomen, das in der traditionellen chinesischen Medizin eine führende Rolle spielt: das Prinzip der Balance zwischen zwei entgegengesetzt wirkenden Kräften (Yin-Yang) wird an der Muskulatur klar erkennbar. Jeder Muskel, der eine Bewegung durchführen soll, muß einen Gegenspieler (Antagonisten) haben, der diese Bewegung zügelt, bzw. eine Gegenbewegung durchführen kann. Die Bewegung wird überhaupt erst möglich durch die „reziproke Innervation“: in dem Maß, wie der Tonus eines in Gang gesetzten Muskels zunimmt, muß der Tonus seines Antagonisten absinken. Diese Wechselbeziehung gilt aber nicht nur zwischen Antagonisten der gleichen Gliedmaßen (die oft den „gekoppelten Meridianen“ entsprechen), sondern auch zwischen rechter und linker Extremität! Dadurch wird verständlich, daß bei energetischer Dysbalance der Lo-Punkt des gekoppelten Meridians oder der Lo-Punkt am gleichen Meridian der Gegenseite gestochen wird!

Die funktionelle Analyse einer Bewegungsstörung schafft nicht nur die Grundlage für eine gezielte Behandlung, bei der die Akupunktur den ihr zukommenden Stellenwert erhält, sondern führt zwangsläufig zu jenem Phänomen, das in der chinesischen Medizin die führende Rolle spielt: dem Prinzip der Balance zwischen gegensätzlich wirkenden Kräften.

Die freie Beweglichkeit eines Gelenkes ist nur gegeben, wenn die Wechselwirkung zwischen Agonisten und Antagonisten ungestört ist. Jeder Muskel, der eine Bewegung durchführen soll, muß einen Gegenspieler haben, der diese Bewegung zügelt und imstande ist, die gegensätzliche Bewegung durchzuführen. Jede Bewegung wird erst möglich durch die „reziproke Innervation“ *(Sherrington)* der beteiligten Partner: die nervalen Impulse, die zu einer Tonuserhöhung bzw. Kontraktion des einen Muskels führen, bewirken automatisch die Tonusherabsetzung im Antagonisten. Oder ausgedrückt in der chinesischen Terminologie: Zunahme der Energie im einen Element (Zustand der energetischen Fülle, Yang) führt zwangsläufig zu einer Abnahme (energetische Leere, Yin) im Partner. Oder über den Begriff des „Meridians“: „Fülle“ in einem Meridian ist zwangsläufig verbunden mit Leere im „gekoppelten Meridian“.

Das oben genannte Phänomen der reziproken Innervation gilt aber nicht nur für die antagonistisch arbeitenden Partner eines Gelenks, sondern auch zwischen rechter und linker Körperseite! Wieder eine analoge Aussage in der chinesischen Medizin: „Fülle im Meridian der einen Seite hat Leere im gleichnamigen Meridian der anderen Seite zur Folge“. Die therapeutische Konsequenz: bei einer bestehenden und störenden Dysbalance der Kräfte wird ein Ausgleich über die Lo-Transversale durchgeführt. Dieser Ausgleich erfolgt zunächst immer durch „Tonisierung“ des schwächeren Partners, also des gekoppelten Meridians auf der gleichen Seite *oder* des gleichnamigen Meridians der anderen Körperseite (z. B. in der „Grande Piqûre“).

Auch in der Lehre von den fünf Elementen kommt dieses Prinzip zum Ausdruck (und das halte ich für das Wesentliche an der 5-Elementen-Lehre): „Alles, was geschieht, kommt zustande durch entgegengesetzt wirkende Kräfte der Förderung (Bahnung) und der Hemmung (Inhibition), dargestellt durch den „Sheng-Zyklus“ der Förderung (Produktion) und den „Ke-Zyklus“ der Domination (Hemmung, Kontrolle). Übermaß in einem Element führt zu Schwächung des Partners; für die Muskelfunktion: Parese eines Muskels führt zu Hypertonus, Kontraktur oder Verkürzung des antagonistischen Partners.

2. YNSA: Neue Schädelakupunktur von Yamamoto

Dr. med. *Toshikatsu Yamamoto* leitet in Nichinan (Kyushu - Japan) eine 150 Betten-Klinik mit einer ausgedehnten Schmerzambulanz. Er ist Facharzt für Chirurgie und Anästhesie, der seine Studien in USA und Deutschland absolviert hat und steht voll auf dem Boden der westlichen Medizin. Ein Zufall führte ihn zur Akupunktur: Als er einer Patientin mit starken Schmerzen eine Nervenblockade machen wollte, vergaß er, dem bereits in die Spritze aufgezogenen Aqua dest. Xylocain hinzuzufügen. Die Folge war eine überaus starke Schmerzreaktion durch das eingespritzte Aqua dest., doch kurz danach war die zunächst recht erboste Patientin völlig schmerzfrei. Damit war bewiesen, daß nicht das Anästheticum Schmerzfreiheit bewirkt hatte, sondern der starke Reiz, genau am Schmerzpunkt appliziert.

Es folgten zunächst Nadelversuche am Punkt Shenting (LG 24) bei Kopfschmerz, die sehr wirksam waren, wenn der eigentliche Schmerzpunkt an der Stirn-Haar-Grenze exakt getroffen wurde.

Sorgfältige Palpation dieser Stirn-Haar-Grenze zeigte nun, daß es außer den klassischen Akupunkturpunkten dieser Region auch noch andere Punkte gab, die eine umschriebene Druckempfindlichkeit und palpatorisch wahrnehmbare Veränderungen zeigten und die eine Beziehung zu bestimmten Körperregionen zu haben schienen.

Damit hatte *Yamamoto* eine weitere Somatotopie entdeckt, wie es im Bereich des Kopfes bereits einige gab: am Ohr, am Nasenrücken und in der Mundschleimhaut *(Gleditsch)*. Diese Punkte (oder Areale), die besonders bei Störungen des Bewegungsapparates „aktiv" wurden, erhielten den Namen: *YNSA-Basispunkte*. (Abb. 12)

Sie liegen durchweg in jenen Bereichen des Kopfes, wo sich auch Muskelatur findet. Damit erreicht die eingestochene Nadel gleich mehrere *Gewebsschichten:*

- Haut
- Subkutis (Bindegewebe)
- Muskulatur und
- (evtl.) Periost

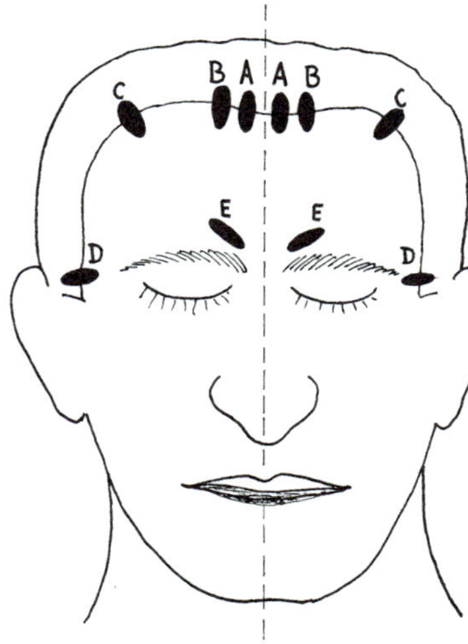

Abb. 12: „YNSA“ = Yamamoto New Scalp Acupuncture

Voraussetzung für den Erfolg ist allerdings eine überaus sorgfältige *Palpation,* um das wirkliche Zentrum des Areals mit seiner ausgeprägten Druckempfindlichkeit zu lokalisieren.

Folgt man der Haargrenze, gelangt man im *Schläfenbereich* zu einem weiteren wichtigen Anteil des Somatotops: zu den *Ypsilon*-Punkten, die in Beziehung zu *inneren Organen* und Meridianen stehen. (Abb. 13)

Zwischen den Basispunkten im Stirnbereich und den Ypsilonpunkten im Schläfenbereich besteht ein ganz wesentlicher Unterschied:

Die Areale der Basispunkte repräsentieren anatomische Regionen der Körperoberfläche. Hier melden sich bei Meridianstörungen („äußere Krankheitsursachen") „aktive Punkte", welche direkt behandelt werden, gemeinsam mit lokalen Punkten der Schmerzregion.

Die Ypsilonpunkte repräsentieren Funktionskreise mit ihrem führenden „Inneren Organ" im Sinne der tradtionellen chinesischen Akupunkturlehre. Diese Punkte werden genadelt (oder elektrisch stimuliert), wenn sie selbst Zeichen der Aktivität zeigen, wenn die westliche Diagnostik (die immer der Behandlung vorausgehen muß) Hinweise auf Störungen (besonders funktionelle) innere Organe gibt und

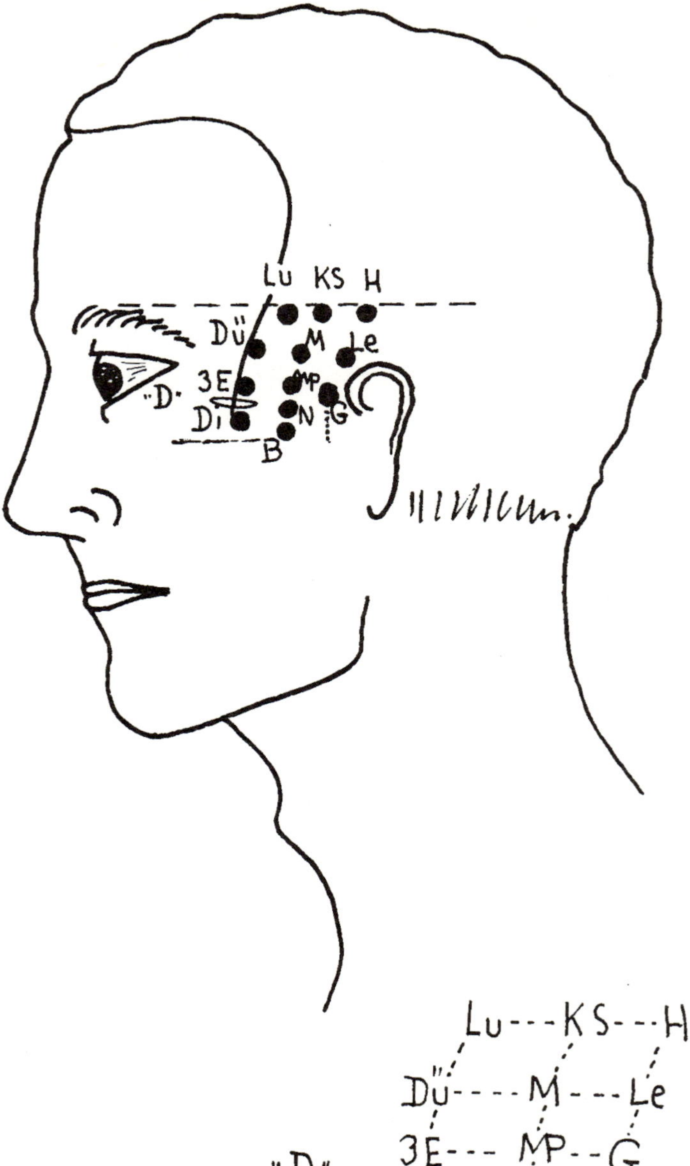

Abb. 13: Frontale Ypsilon-Punkte

auch wenn zwei weitere *Somatotope* pathologische Befunde zeigen (Druckempfindlichkeit, Verspannung, Knötchen etc.):

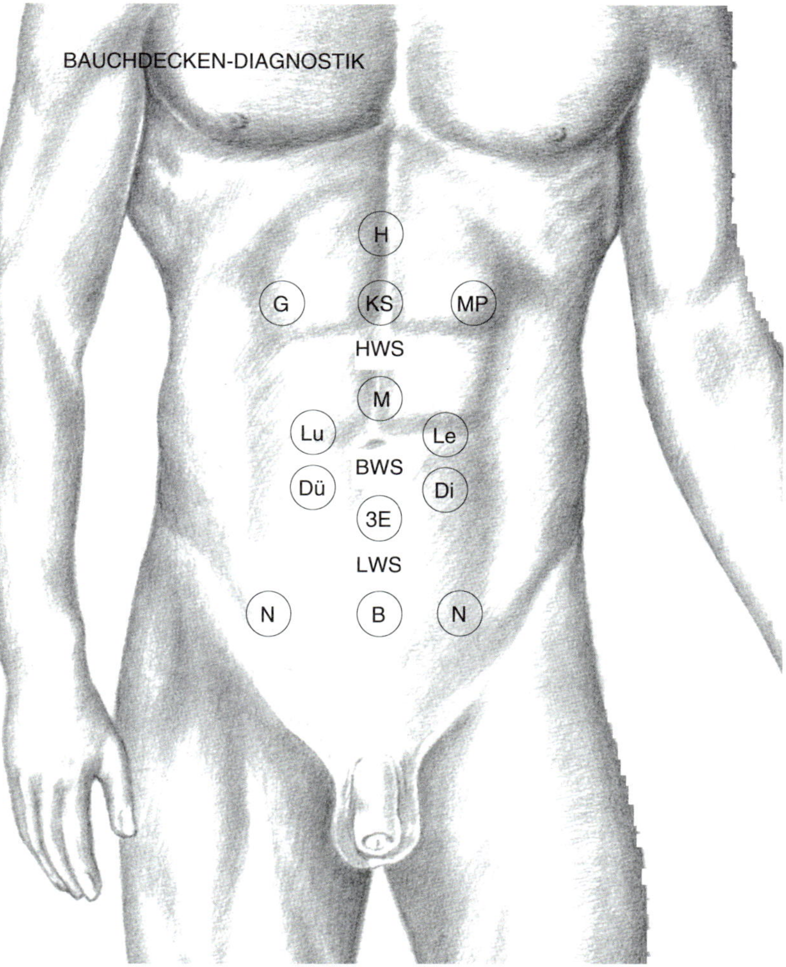

Abb. 14: Bauchdeckendiagnostik

Die *Bauchdeckendiagnostik* und die *Halsdiagnostik*

Die Bauchdeckendiagnostik hat sich in Japan stark weiterentwikkelt, während sie im Mutterland China eher in Vergessenheit geriet.

Als Ursache vermutet *Yamamoto* die Körperscheu der Chinesen, die Abneigung gegen die Entblößung des Körpers. Dies hat umgekehrt gerade in China zur Perfektionierung der Puls- und Zungendiagnostik geführt.

Die Bauchdeckendiagnostik beruht auf der auch uns bekannten Beobachtung, daß bei vielen Erkrankungen in bestimmten Bereichen der Bauchdecken vermehrte Spannung und erhöhte Druckempfindlichkeit zu finden sind, oft direkt über dem erkrankten inneren Organ.

Durch Auflegen der flachen Hand palpiert man oberflächliche und tiefe Schichten. Findet man einen pathologischen Befund, behandelt man den entsprechenden Ypsilonpunkt im Schläfenbereich, meist

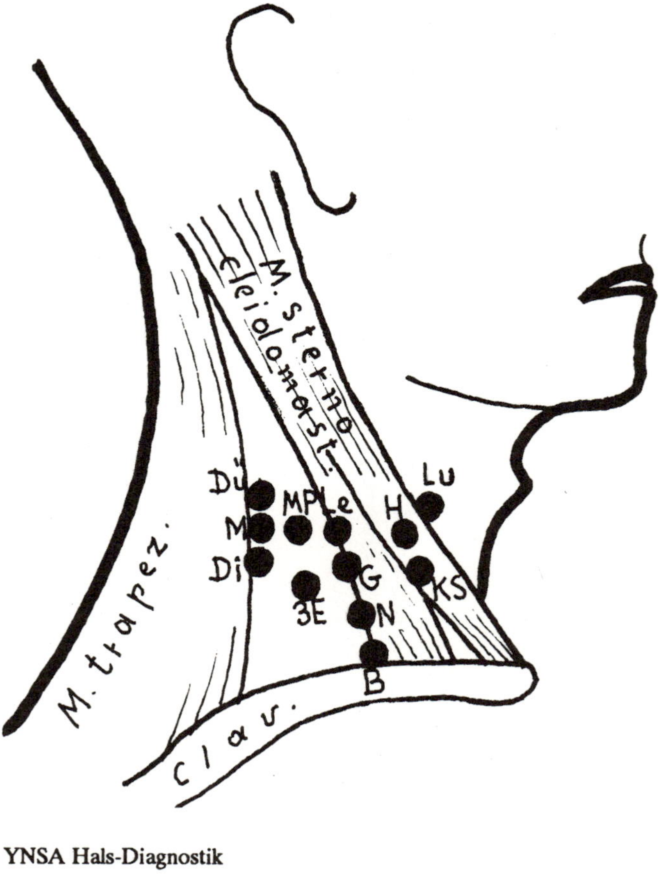

Abb. 15: YNSA Hals-Diagnostik

auch gleichzeitig am Abdomen, den gefundenen Schmerzpunkt mittels Wärme, Einreibung oder Neuraltherapie (therapeutische Lokalanästhesie westlicher Prägung) etc.

Den Erfolg der Behandlung eines Basispunktes oder Ypsilonpunktes kann man oft durch Verschwinden des pathologischen Befundes im Bereich der Bauchdecken direkt erkennen (Abb. 15).

Ein zweites diagnostisches Somatotop ist das seitliche *Halsdreieck:* Hier finden sich meridianbezogene Druckpunkte, welche gegebenenfalls direkt behandelt werden, gemeinsam mit dem entsprechenden Ypsilonpunkt. Im Rahmen dieses Buches soll aber im folgenden nur auf die Behandlung des Bewegungsapparates eingegangen werden. Auch das kann aber nur in groben Zügen geschehen, eine eingehende Beschäftigung mit dieser neuen Methode durch Teilnahme an Kursen und Studium der Literatur (z.B. des 1991 erschienen Lehrbuchs von Dr. *Walburg Marić-Oehler:* „Yamamoto, Neue Schädelakupunktur YNSA“) ist dringend zu empfehlen.

2.1 Die frontalen Basispunkte

(siehe Abb. 12)
Es sind ca. 2 cm lange elliptische Areale, die mit den Buchstaben
A B C D E
bezeichnet sind. Vier davon liegen über der Haargrenze (oder dort, wo diese einmal war), einer über dem medialen Anteil der Augenbrauen.

Jeder Punkt entspricht einem bestimmten Körper-Areal:
Punkt A: Kopf und Halswirbelsäule
Punkt B: Halswirbelsäule/Schulter
Punkt C: Schulter/Obere Extremität
Punkt E: Brustkorb/Brustwirbelsäule
Punkt D: Lendenwirbelsäule/Becken/Untere Extremität
(gesamte untere Körperhälfte)
Als Untergruppe speziell für die LWS wird eine von oben nach unten verlaufende Kette von 5 Punkten beschrieben, die jeweils einem bestimmten Segment entsprechen und die Bezeichnung D1 bis D5 tragen (entsprechend L1 bis L5).

Spiegelbildlich dazu gibt es okzipitale Basispunkte, die aber nur selten zur Anwendung kommen.

Als Indikation gelten die gleichen Störungen, die auch sonst im Bereich des Bewegungsapparates der Akupunktur zugänglich sind, also beispielsweise

für das Areal A

Migräne, Kephalea, Trigeminusneuralgie, Facialisparese, Herpes zoster, Zahnschmerzen, Zervikalsyndrom, Schwindel, Hemiplegie usw. (alle zerebral und zervikal bedingten Störungen)

für das Areal D

Lumbago, Ischialgie, Coxalgie, Coxarthrose, Arthralgien, Achillodynie, Durchblutungsstörungen, Urogenitalerkrankungen, Reizblase, Potenzstörungen, Lähmungen der unteren Extremität

Behandlungstechnik

Behandelt wird gewöhnlich ipsilateral, nur bei Lähmungen zerebralen Ursprungs kontralateral. Bei unklarem Tastbefund beidseitig.

Die Punktsuche muß mit größter Sorgfalt durchgeführt werden, weil die individuell verschieden gelegenen „Zentralpunkte" innerhalb des für die Schmerzregion zuständigen Areals gefunden werden müssen! Eine Hilfe kann dabei auch die elektrische Punktsuche bieten, da in der Regel der elektrische Hautwiderstand über dem Zentralpunkt vermindert ist.

Die Nadelung erfolgt mit Einmalnadeln mittlerer Stärke und Länge. Mit dem Daumen oder Zeigefinger der linken Hand wird der am stärksten druckempfindliche Punkt fixiert. Die Nadel wird 3-5 mm neben diesem Punkt aufgesetzt und schräg eingestochen, sodaß die Spitze der Nadel den eigentlichen Punkt in der richtigen Tiefe trifft. Meistens kann der Patient den richtigen Sitz der Nadel selbst angeben, ähnlich wie beim sondierenden Tiefergehen in der Neuraltherapie. Sehr oft tritt bei richtigem Sitz der Nadel eine sofortige Erleichterung im Sinne eines Sekundenphänomens ein. Bei Ausbleiben jeder Veränderung muß der Sitz der Nadel geändert oder die andere Seite gestochen werden. Ist dann auch noch keine Änderung zu erzielen, muß man an die Projektion einer inneren Störung (Gleichgewichtsstörung Yin-Yang) denken und nach den klassischen Akupunkturregeln Ypsilonpunkte behandeln.

Die Häufigkeit der *Nadelung* ist abhängig von der Art der Erkrankung (akut . . . häufiger, chronisch . . . weniger häufig. Bei Lähmungen lange Behandlungszeiten, elektrische Stimulation besonders zu empfehlen) und von der Verfassung des Patienten.

Die Nadeln werden 20 bis 30 Minuten in situ belassen.

Kombination mit Akupressur, Punktinjektion oder Softlaser möglich.

Wirkungskontrolle:

Am eindrucksvollsten ist das Nachlassen der Beschwerden. Objektiv ändert sich meistens der Tastbefund am Ort und im Bereich der diagnostischen Somatotopien: an den Bauchdecken und am lateralen Halsdreieck (soweit Befunde vorhanden waren).

Ebenso ändert sich meistens die elektrische Leitfähigkeit im Sinne einer Normalisierung.

Auch thermometrisch kann man Änderungen feststellen:

a) Yamamoto hat mittels Kontaktthermometrie die Punkte Di 4 und M 36 vor, während und nach einer Stimulation gemessen und Temperaturänderungen auf der kranken Seite festgestellt.
b) Der Autor diese Buches hat durch einen Zufall eine typische und beliebig wiederholbare Temperaturreaktion an den Akren der Finger entdeckt und als *akrale Temperaturreaktion* bezeichnet.

Beim Stechen von Akupunkturpunkten im Bereich der distalen Extremitätenabschnitte (also im Bereich der antiken Shu-Punkte [Transportpunkte]), ebenso aber beim Stechen von *aktiven* Punkten am Kopf und Stamm kommt es, insbesondere beim Verspüren einer Nadelsensation, zu einer typischen Gefäßreaktion. Diese ist am besten an den Fingerbeeren und an den Tingpunkten zu registrieren (Kontaktmessung mit elektronischen Haut-Thermometern mit einer Empfindlichkeit von 0,1 Grad und Registrierung [Ausdruck] in konstanten Intervallen). Etwa 10-20 Sekunden nach Einstich bzw. Verspüren des Deqi geht die Temperatur um ca. 0,5 bis 1 Grad zurück, erreicht nach etwa 2 Minuten (bei kurzem Reiz) ihr Minimum und steigt in weiteren 2-3 Minuten wieder an. Der Wiederanstieg erfolgt bei normaler Reaktionsweise mehr oder weniger bis zum Ausgangswert, übersteigt diese (Wärmetypen) oder bleibt darunter (Kältetypen). Bei Patienten, die zu orthostatischen Reaktionen neigen (Leeretypen) kann jeder Wiederanstieg fehlen und die Temperatur weiter sinken, manchmal bis zum Kollaps und Schweißausbruch. Die Reaktion ist für die betreffende Person spezifisch und wiederholbar.

Da die Reaktion synchron an allen Fingern beider Hände auftritt, ist eine zentrale Regulation im Sinne einer allgemeinen Zunahme oder einer Abnahme des eine Vasokonstriktion bewirkenden Sympatikotonus anzunehmen. Mit dieser Methode wurde auch die Nadelung von Basispunkten kontrolliert.

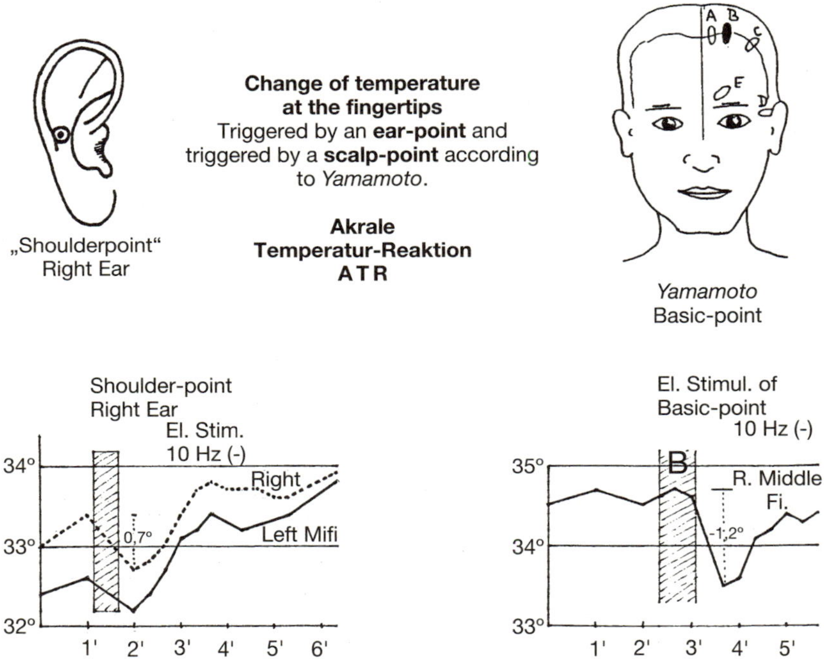

Abb. 16

Die Abb. 16 zeigt die akrale Temperaturreaktion bei Stimulation des druckempfindlichen Basispunktes „B“ bei einem Schulter-Arm-Syndrom mittels elektrischer Impulse (Gerät: Stipuncteur, Frequenz 10 Hz, Kathode am elektrisch georteten B-Punkt durch 1 Minute: Temperaturabfall an der Kuppe des rechten Mittelfingers um 1,2 Grad und annähernd kompletter Wiederanstieg nach ca. 2. Minuten. Auch vom druckempfindlichen „Schulterpunkt“ am Ohr konnte eine ähnliche, nur weniger starke Reaktion ausgelöst werden.

Zum Schluß noch ein paar Worte zur chinesischen Schädelakupunktur: Auf der Suche nach möglichst einfachen Behandlungsmethoden wurde während der Kulturrevolution von einem Neurologen eine Nadelmethode im Bereich des behaarten Kopfes gefunden, die von dem Gedanken ausgeht, bestimmte Areale des Cortex durch Nadelung der darüber liegenden Kopfhaut zu stimulieren und damit im Gehirn lokalisierte Herde oder Schaltzentren zu beeinflussen. Die Methode ist grundsätzlich verschieden von der auf einer neuen Somatotopie beruhenden Schädelakupunktur nach *Yamamoto*. Wie weit es dennoch Berührungspunkte beider Methoden gibt, müssen künftige Untersuchungen zeigen.

Literatur zum Anhang

[1] *Bergsmann, O.* und *Meng, A. Chaolai:* Akupunktur und Bewegungsapparat, Versuch einer Synthese. Karl F. Haug Verlag, Heidelberg 1982.

[2] *Bischko, J., Kitzinger, E. und Nissel, H.:* Akupunktur für weit Fortgeschrittene. Karl F. Haug Verlag, Heidelberg 1985.

[3] *Debrunner, H. U.:* Orthopädisches Diagnostikum. Georg Thieme-Verlag, Stuttgart 1966.

[4] *Janda, V.:* Muskelfunktionsdiagnostik. Verlag Volk und Gesundheit, Berlin 1986.

[5] *Kitzinger, E.:* Thermologie in der Akupunktur. Deutsche Zeitschrift für Akupunktur 6/92. Karl F. Haug Verlag, Heidelberg

[6] *Meng, A. Chaolai:* Die traditionelle chinesische Massage. Karl F. Haug Verlag, Heidelberg 1981.

[7] *Travell, J. und Simons, D.:* Myofascial Pain and Dysfunction. The Trigger Point Manual. Williams & Wilkins, Baltimore/London 1983.

[8] *Yamamoto, T.:* New Scalp Acupuncture YNSA. Journal of British Medical Society, 1989.

[9] *Yamamoto, T./Marić-Oehler, W.:* Neue Schädelakupunktur YNSA, Chun-jo-Verlag, Freiburg 1991.